10日間マネするだけ！

デブ舌《じた》リセットダイエット

とがわ愛

監修 石原新菜（イシハラクリニック副院長）

KADOKAWA

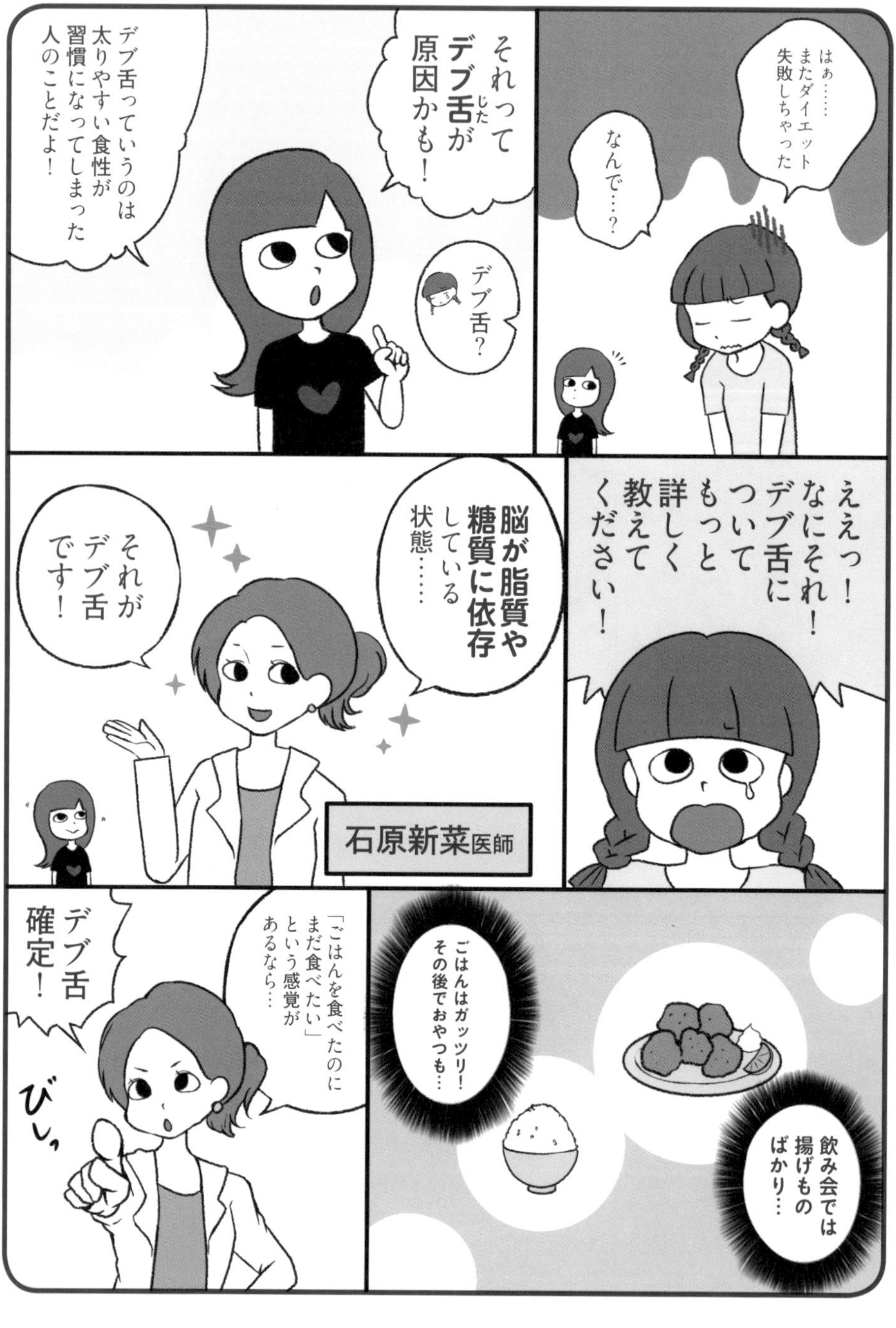
はぁ……
またダイエット
失敗しちゃった
なんで…？
それって
デブ舌《じた》が
原因かも！
デブ舌？
デブ舌っていうのは
太りやすい食性が
習慣になってしまった
人のことだよ！
ええっ！
なにそれ！
デブ舌に
ついて
もっと
詳しく
教えて
ください！
脳が脂質や
糖質に依存
している
状態……
それが
デブ舌
です！
石原新菜医師
ごはんはガッツリ！
その後でおやつも…
飲み会では
揚げもの
ばかり…
「ごはんを食べたのに
まだ食べたい」
という感覚が
あるなら…
デブ舌
確定！
びしっ

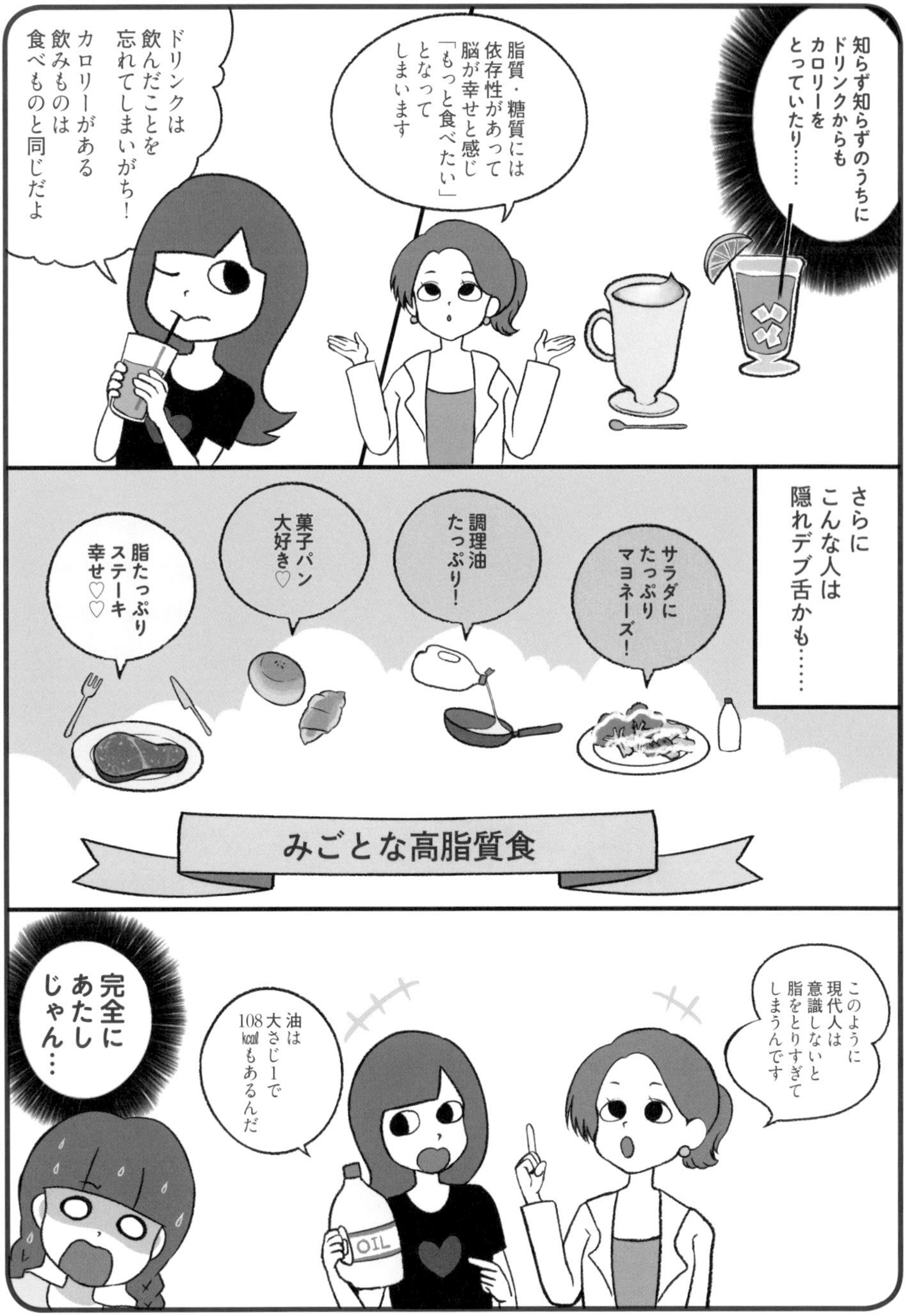
知らず知らずのうちにドリンクからもカロリーをとっていたり……
脂質・糖質には依存性があって脳が幸せと感じ「もっと食べたい」となってしまいます
ドリンクは飲んだことを忘れてしまいがち！カロリーがある飲みものは食べものと同じだよ
さらにこんな人は隠れデブ舌かも……
サラダにたっぷりマヨネーズ！
調理油たっぷり！
菓子パン大好き♡
脂たっぷりステーキ幸せ♡♡
みごとな高脂質食
このように現代人は意識しないと脂をとりすぎてしまうんです
油は大さじ1で108㎉もあるんだ
OIL
完全にあたしじゃん…

ダイエットに挫折しがちな人の行動といえば…

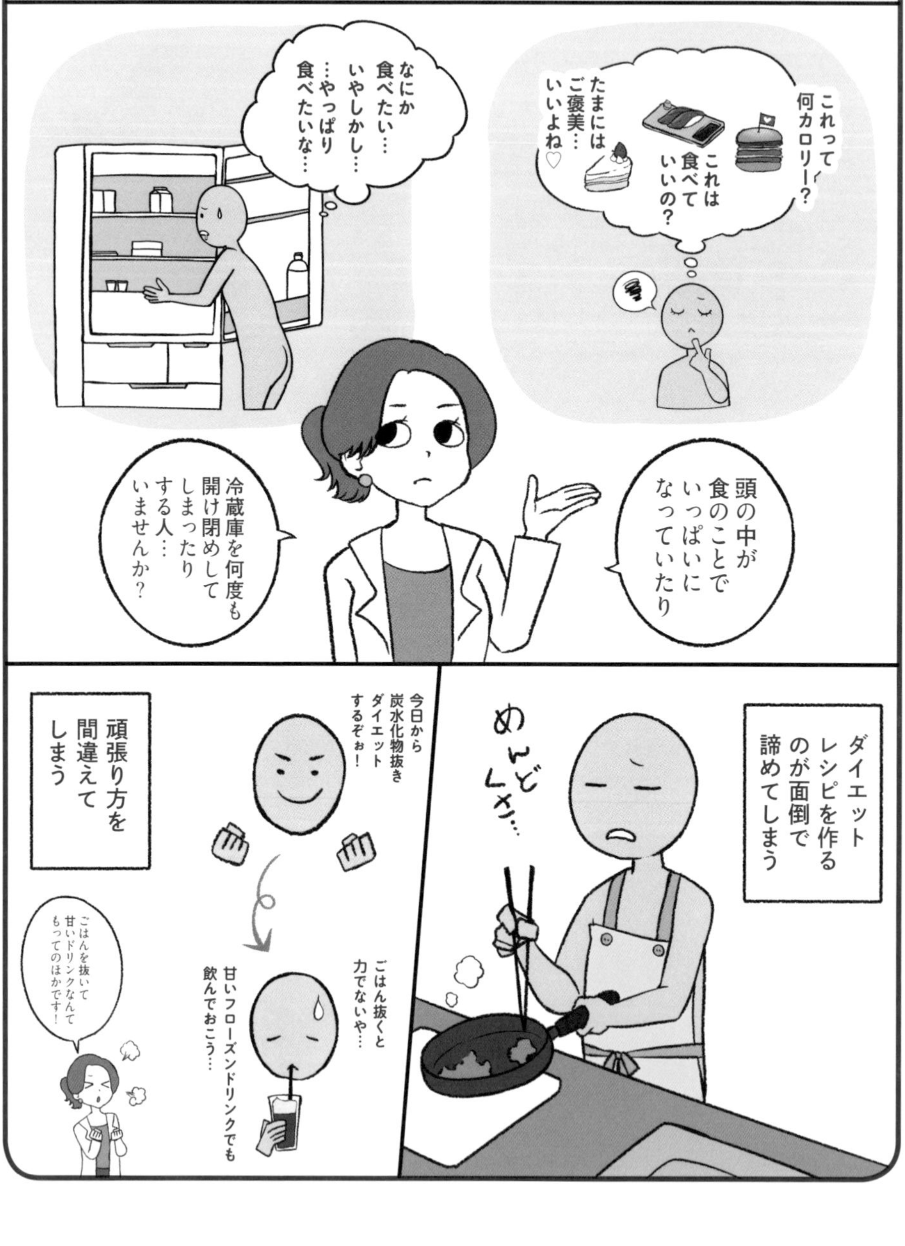

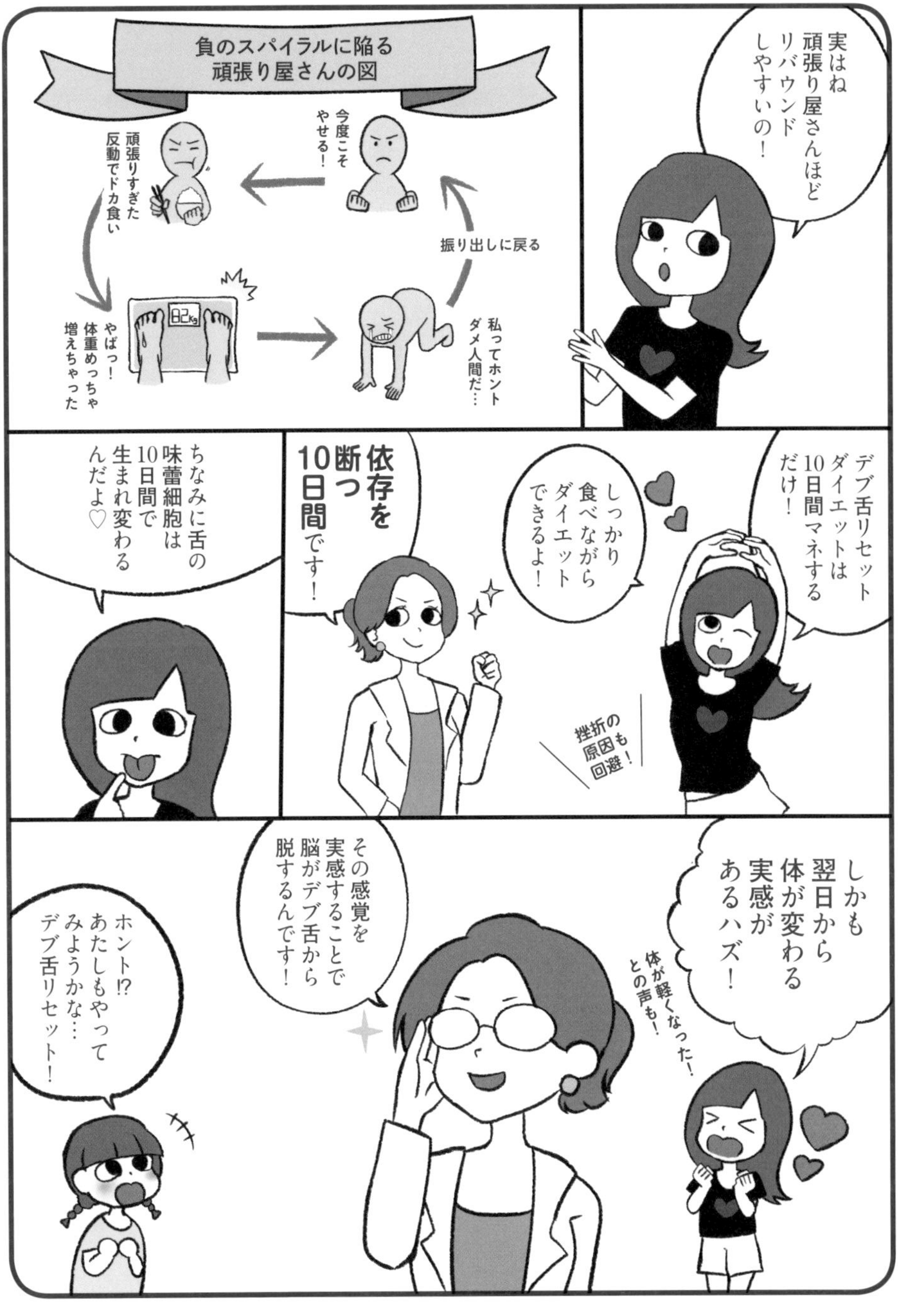

実はね頑張り屋さんほどリバウンドしやすいの！
負のスパイラルに陥る頑張り屋さんの図
今度こそやせる！
頑張りすぎた反動でドカ食い
やばっ！体重めっちゃ増えちゃった
82kg
私ってホントダメ人間だ…
振り出しに戻る
デブ舌リセットダイエットは10日間マネするだけ！
しっかり食べながらダイエットできるよ！
挫折の原因も回避！
依存を断つ10日間です！
ちなみに舌の味蕾細胞は10日間で生まれ変わるんだよ♡
しかも翌日から体が変わる実感があるハズ！
体が軽くなった！との声も！
その感覚を実感することで脳がデブ舌から脱するんです！
ホント⁉あたしもやってみようかな…デブ舌リセット！

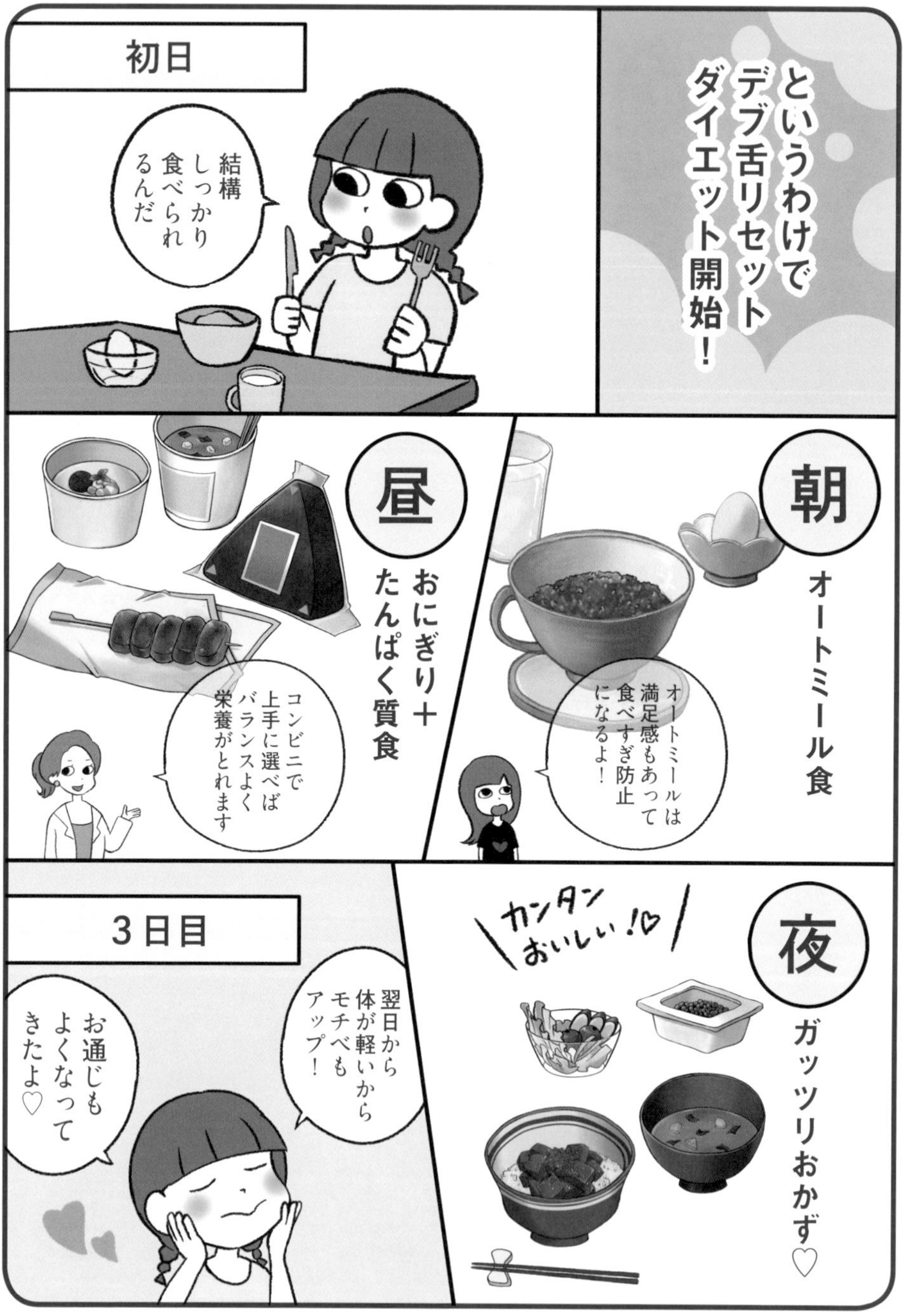

というわけでデブ舌リセットダイエット開始！
初日
結構しっかり食べられるんだ
朝
オートミール食
オートミールは満足感もあって食べすぎ防止になるよ！
昼
おにぎり＋たんぱく質食
コンビニで上手に選べばバランスよく栄養がとれます
夜
ガッツリおかず♡
カンタンおいしい！♡
3日目
翌日から体が軽いからモチベもアップ！
お通じもよくなってきたよ♡

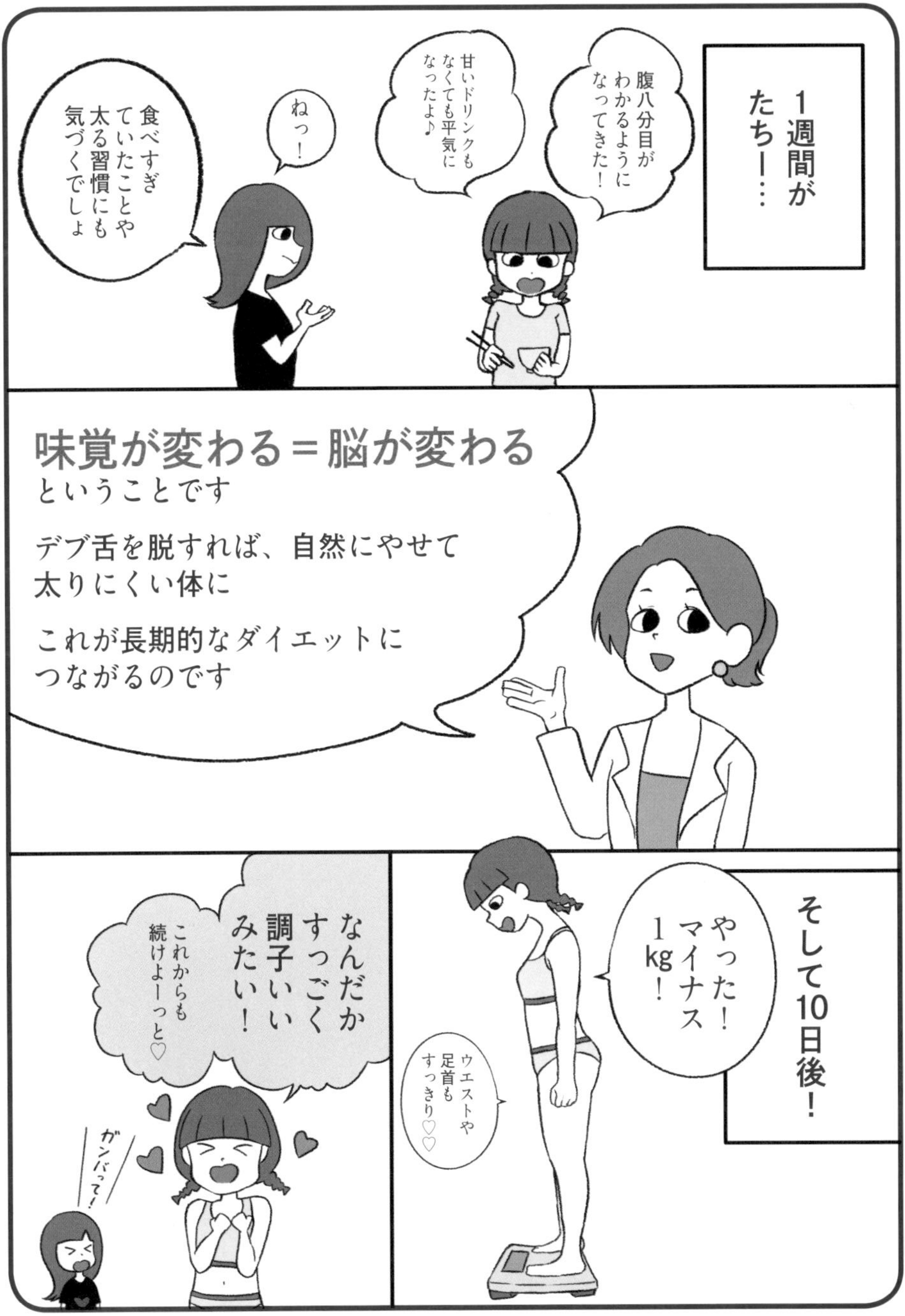
1週間がたちー…
腹八分目がわかるようになってきた！
甘いドリンクもなくても平気になったよ♪
ねっ！
食べすぎていたことや太る習慣にも気づくでしょ
味覚が変わる＝脳が変わる
ということです
デブ舌を脱すれば、自然にやせて太りにくい体に
これが長期的なダイエットにつながるのです
そして10日後！
やった！マイナス1kg！
ウエストや足首もすっきり♡♡
なんだかすっごく調子いいみたい！
これからも続けよーっと♡
ガンバって！

もくじ

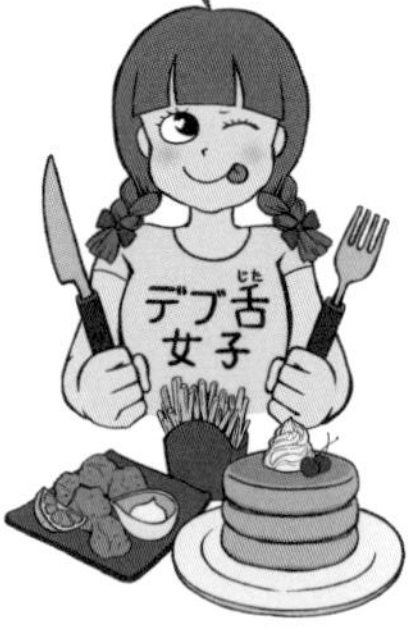

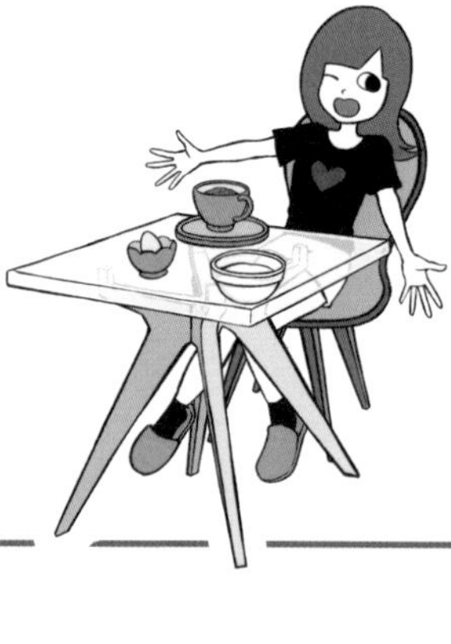

パート3 レシピ編1 レンチン3分！朝食オートミールバリエ7

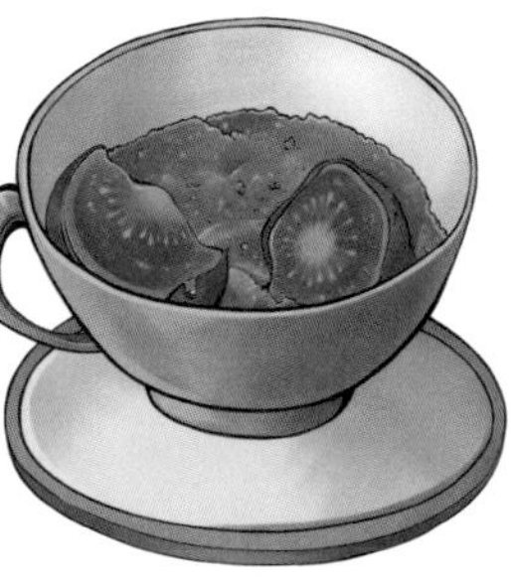

パート4 レシピ編2 簡単おいしい！ローファット夜おかず

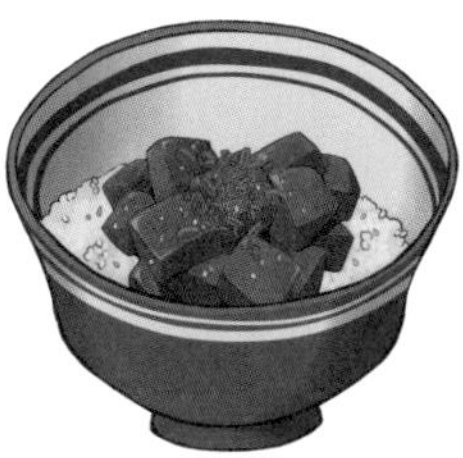

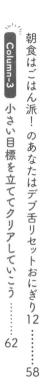

パート5 一生太らないデブ舌リセット処方箋

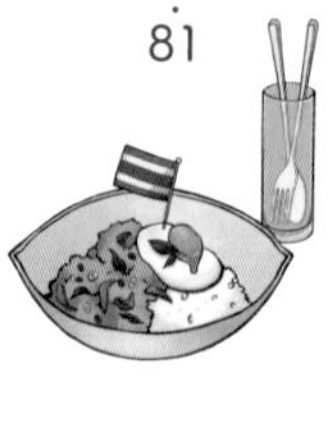

〈本書での注意事項〉

- レシピの中の大さじ1は15㎖、小さじは5㎖です。
- レシピの分量や加熱時間は、おいしく作るための目安です。
- 火加減は、特に記載がない場合は中火です。
- 野菜類は、特に記載がない場合、洗う、皮をむくなどの作業を済ませてからの手順を説明しています。
- トッピングで使用した材料は明記していない場合があります。お好みで追加してください。
- 電子レンジは600Wを基準に加熱時間をだしています。
- 記載の保存期間は、清潔な箸やスプーンを使って冷蔵庫で保存した場合の目安です。

パート1

デブ舌リセットで やせる秘密♡

どうしてデブ舌ダイエットなら挫折しないのか。
10日間で根本的にやせる体になれる、そのメカニズムを紹介します。

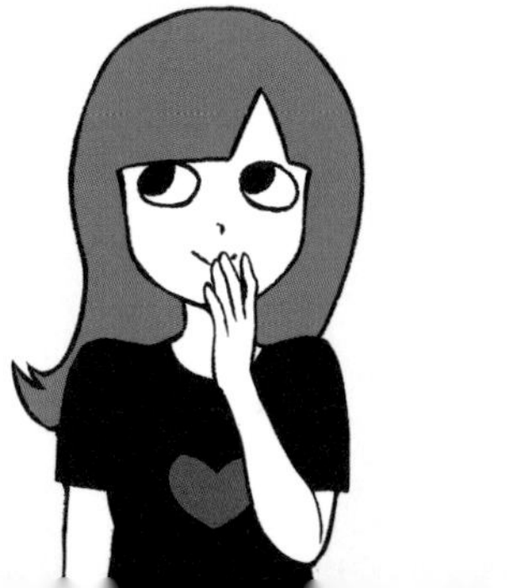

満腹感が持続するので、
お腹が空かない！
ダイエットなのに
ツラくない！
（30歳・女性）

寝起きの体が
軽くなった実感に
びっくり
（46歳・男性）

デブ舌リセット
ダイエットで
体が変わった！

ストレスフリーに根本ダイエットできるデブ舌リセット。
実践した人の感動の声が続々届いています！

便秘が解消
されて、
お腹すっきり♡
（28歳・女性）

ぽっこり下腹が
凹みました！
（44歳・女性）

以前より食事量は
減ったけど、お腹は満足。
むしろ体調がいい。
それまでいかに食べすぎて
いたかを実感!
(55歳・女性)

自然と
栄養バランスがとれて、
お肌の調子も○
(42歳・女性)

年齢とともに
やせにくくなった私でも
10日で
体重**1.5kg**減!
スゴイ!
(56歳・女性)

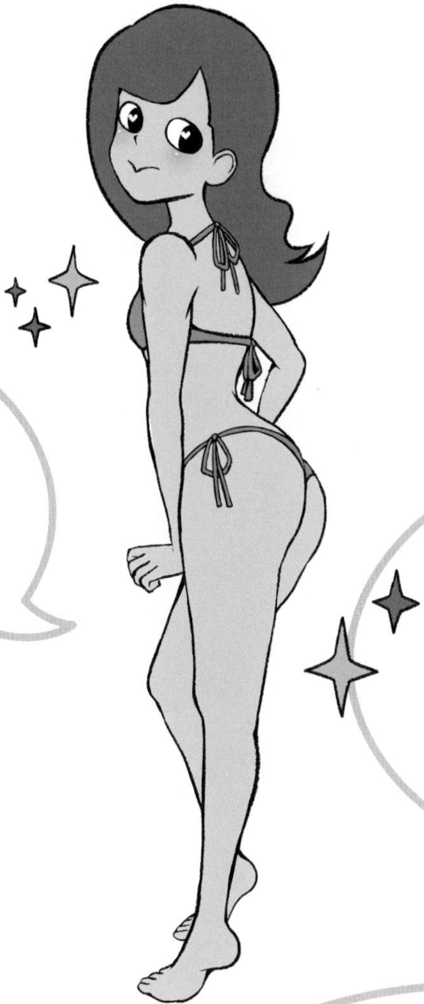

根本的に食生活が
変わって、太らなく
なりました
(37歳・女性)

から一生太らない！

体の中からすっきりリセット！

10日間、簡単でおいしいメニューをマネするだけで、体の中からすっきりリセット、デブ舌から脱却！　ダイエットがツラくありません。メニューはとにかく簡単。そのうえ脂質や糖質のバランスがしっかり考えられているので、楽しみながら自然に脂質が多いこってり味や、塩分の多い濃い味

内臓の負担も減って体が軽くなる！

実践した人がまず言うことが「最初は足りないかな？　と思ったけどそんなこと全然なくて。今まで私、食べすぎてたんですね！」という気づき。満ち足りているけど体が重くならない。これがいわゆる腹八分のベストな状態です。大抵の人が気づかないうちに食べすぎ、飲みすぎていて、内臓が疲れています。例えば食後に眠くなるなら、それは食べすぎ！　だから、デブ舌リセットをすると、内臓の負担も減って、体の軽さや体調のよさをすぐに実感できるんです。

10日後 デブ舌が変わってる

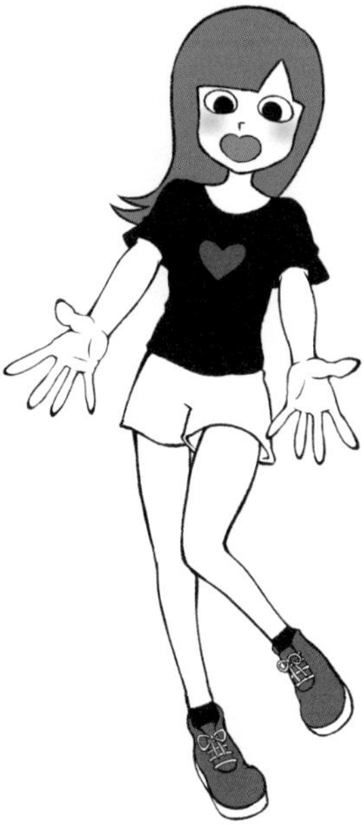

の中毒性から脱出できます。太る味覚や習慣から卒業して一生太らない土台を作ります。10日間マネするだけなので、これは食べていいかな？　と悩むこともなく、食べもののストレスからも解放！　実はこれもダイエットを成功させる大切な秘訣です。

お腹やせがスゴイ！ 便秘も解消！

食物繊維もしっかりとれて、3食食べることでリズムも整うので、便秘も解消、お腹やせに効果抜群です！　見た目にやせた気がする、以前より体が軽く感じられる……こうした体の変化を10日間、しっかり実感しましょう。これって気のせいではなく、確実に体が変わっているってことなんです。体重の増減といった数字にとらわれすぎていると、意外に体の感覚に気づけません。この感覚を実感することで、脳がデブ舌から脱するんです。

まずはあなたの

デブ舌度を診断しよう

いつもダイエットに失敗する…そんなあなたはデブ舌度が高いかも。
まずは自分の食スタイルをチェック！

Check 1 わかっちゃいるけど…編

- 揚げもの、チーズたっぷりなどこってり系がやめられない
- 麺ものやパンが好き♡
- ダイエット中でも「これくらいならいいか」とつい食べてしまう
- 甘いものをやめられない
- 糖質制限など話題のダイエットにはまったことがあるけど挫折した

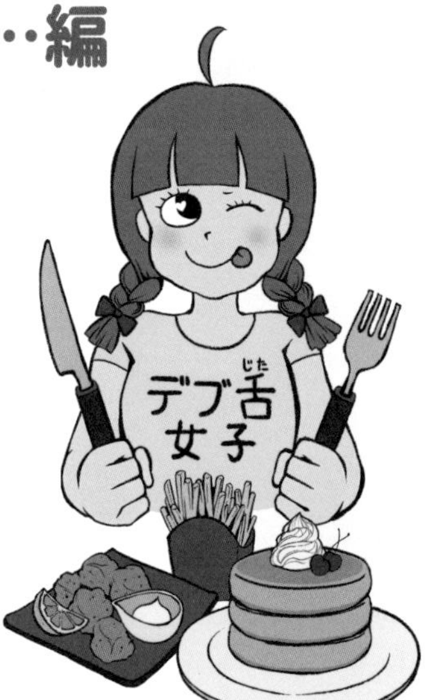

ダイエットしなきゃ…と思っているのに挫折してしまう…。というのに思い当たるならデブ舌です。糖質制限などの極端なダイエットをして失敗すると、デブ舌度がますますアップ。

デブ舌とは、太りやすい食生活が習慣になってしまっている人のこと。どれかひとつでも当てはまればデブ舌のリスク大！ デブ舌になってしまうと、体がどんどん太りやすい食べものを欲するようになるので、チェック1のようなおデブフードがやめられなくなり、挫折しやすくなります。また、チェック2のように、ぱっと見ではダイエットと関係なさそうな隠れデブ舌のパターンも！ このタイプはダイエットを頑張っても、なかなか結果がでません。チェック3は3食きちんと食べない、よく噛まない、などの食習慣を見直すチェック項目です。

Check 2

隠れデブ舌編

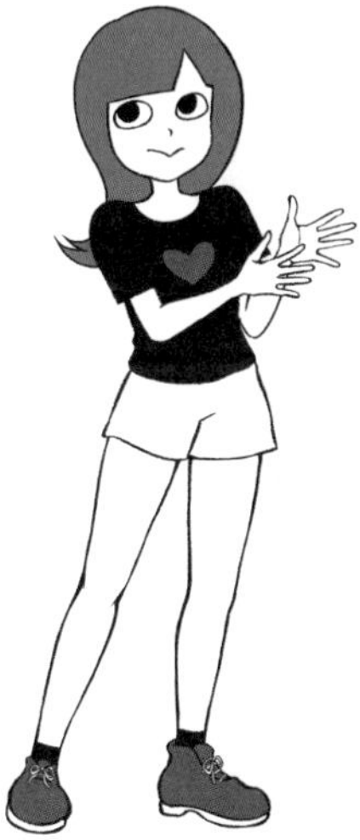

- ドレッシングは多めにかける
- どちらかというと濃い味好き
- ソーセージ、ハム、ベーコン
  など加工品をよく食べる
- 野菜ジュースを
  体にいいと思ってよく飲む
- MCT、オリーブオイルなど、
  体にいい油を積極的にとっている

ドレッシングは高カロリー。せっかくのダイエットを台無しにしてしまっているかも!
塩分の多いものや加工品も×。野菜ジュースなども意外に糖分が多い!

Check 3

習慣編

- 朝・昼・晩の3食食べない
- 早食い
- よく噛まずにのみ込んでしまう
- テレビやネットなど、何かを見
  ながら食事をしている
- 料理が面倒。外食や弁当が
  多い

体に染みついた食習慣も知らないうちに太りやすくなる原因に。早くやせたいからと食事を抜くのはダメ!

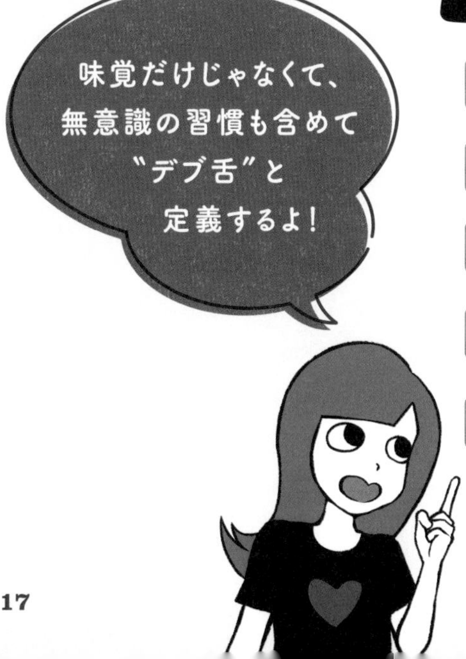
味覚だけじゃなくて、
無意識の習慣も含めて
"デブ舌"と
定義するよ!

どうしてデブ舌リセットダイエットは10日間なの？

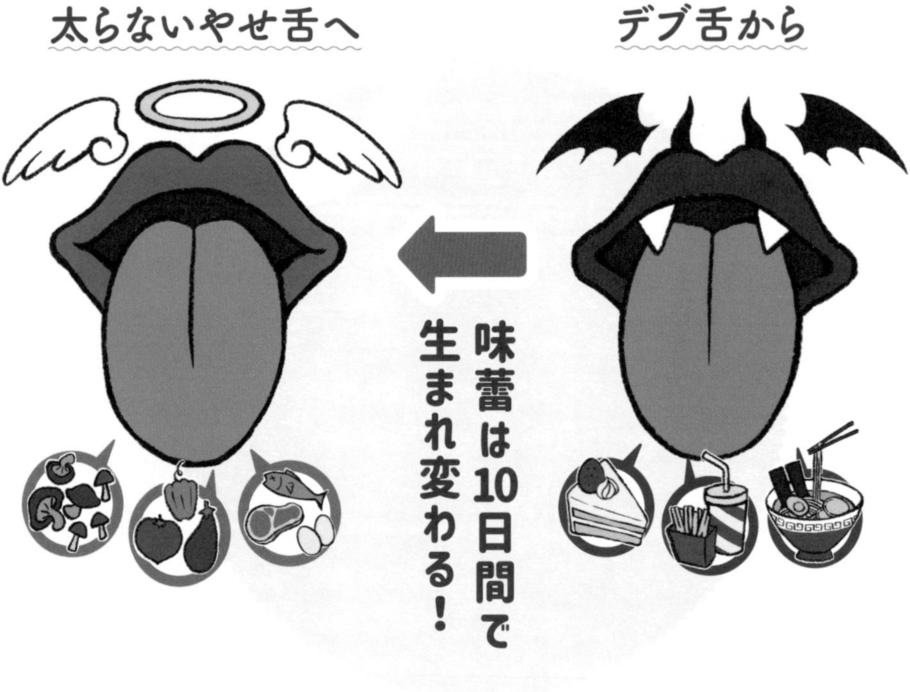

舌の表面には味を感じる味蕾《みらい》という細胞があるのを知っていますか？　これは味を感じるセンサーのようなもの。デブ舌さんの舌は、砂糖たっぷりの甘い味、脂肪たっぷりのこってり味、塩分の多い濃い味に慣れてしまっている〝太る味覚〟。これらの味がないと満足できずに食べすぎてしまうのです。

味蕾細胞は約10日で生まれ変わるので、このサイクルを利用して、デブ舌をリセット！

太る習慣に気づき、効果を実感することで、食生活と意識が変わります。太りにくい食材の選び方やレシピの工夫、食べ方も身につき、一生ものの太らないやせ舌になれるのです。

10日間で「味覚」「量」「習慣」を丸ごとリセット！

効果実感！

初日

食後の満腹感がちょうどよく、今まで食べすぎていたことに気づいた！

2日目

体が軽い！　改めて効果を実感！　甘いドリンク断ちも意外に平気。

簡単継続！

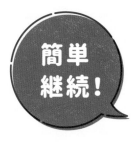

4日目

空腹感はなし！　体調もいいから続ける意欲がわく！

5日目

これ食べていいかな？　と迷わなくていいのが、思った以上にいい！　ストレスが減って、食べものへの執着が減ってきた♡

リセット！

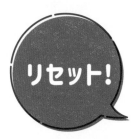

8日目

野菜やお肉など食材の味そのもののおいしさがわかる！　うす味でも満足できるように。

10日目

塩分や油を控えた味でも平気に。
食事量も以前より減っていい感じ！

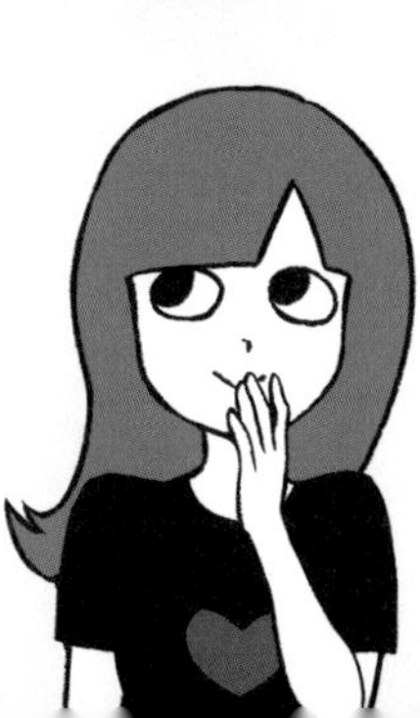

ダイエットに挫折する3大悩みも解決!

ストレスゼロでやせる♡

考えない・迷わない 10日間マネするだけ!

これ食べていいの? と悩むのが一番のストレスです。デブ舌リセットダイエットは、朝食、ランチ、夕食と1日3食をマネして食べるだけ! ダイエット中の、「食べていいもの」「いけないもの」に悩むことから解放されます。しかも、続けるうちに、やせ舌の食事の知識が自然に身につくのも嬉しい♡

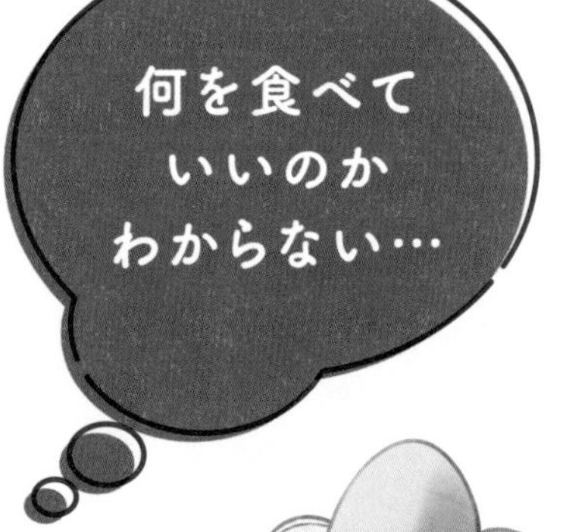

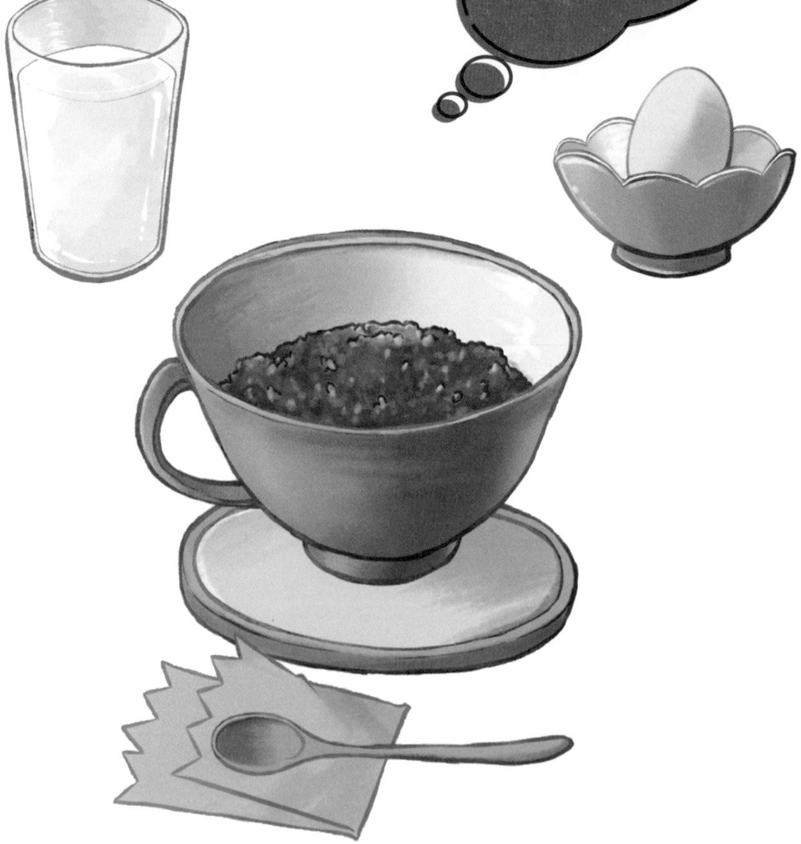

ダイエットごはん
だと足りない…

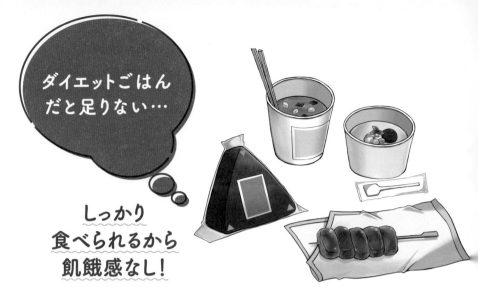

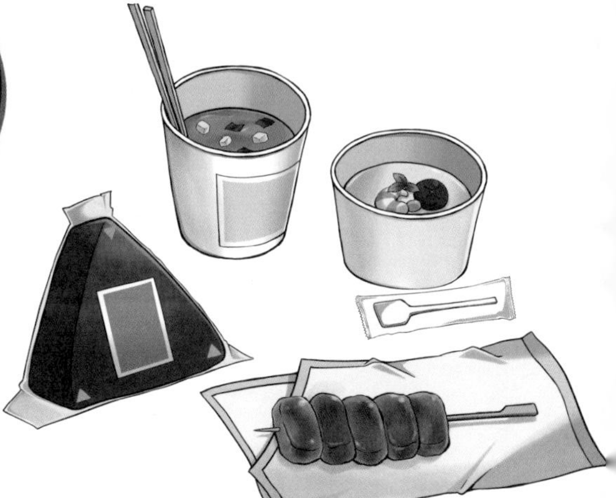

しっかり食べられるから飢餓感なし！

飢餓感は挫折のもと！　デブ舌リセットメニューは筋肉を落とさず、きれいにやせるために1食15～20gのたんぱく質をしっかりとります。夕食もごはんを抜かないけれど、ちゃんと糖質はとりすぎにならないようになっています。むしろこんなに食べていいの?と驚く人もいるほど。

作るのが
面倒です…

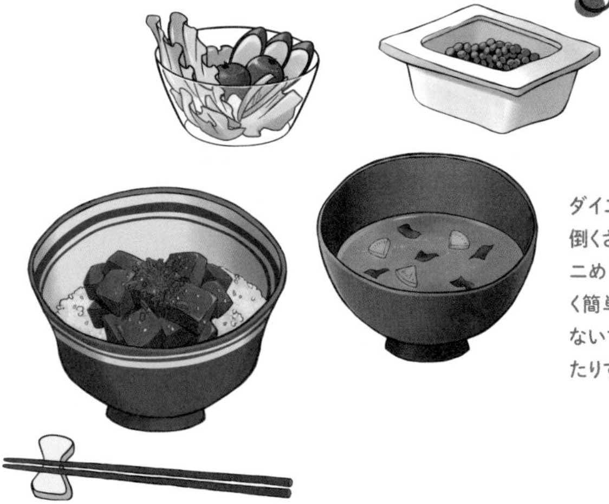

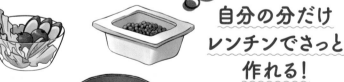

自分の分だけレンチンでさっと作れる！

ダイエットが挫折する理由のひとつが、料理が面倒くさいこと。デブ舌リセットなら、ランチはコンビニめしで栄養バランスよく。朝夜のレシピもとにかく簡単！　例えば家族の食事も作らなくてはいけないママでも、レンチンで自分の分だけさっと作れたりするから嬉しい。これ、意外に大切なポイント！

Column-1

“どうにでもなれ効果”から脱しよう

“食べてしまった”ときは開きなおらない 明日から頑張ろう！とポジティブに

強い決意でのぞんだダイエット。なのに、食べたい気持ちに負けてジャンクフードやスイーツに手をだしてしまったり、食事をドカ食いしたりすることもあると思います。こんなとき、自分を責めて、もうどうにでもなれ！と食べ続け、目標達成を諦めてしまうのは禁物。心理学用語でこれを“どうにでもなれ効果”といいます。ダメな自分が許せず嫌いになる→開きなおってますます食べる→自分が嫌いになる…こうした負のスパイラルに入ってしまうのです。

1日くらい食べすぎてしまっても、「失敗した」「もうおしまいだ」と考えるのではなく、ポジティブに「食べておいしかった、明日から頑張ろう」と気持ちを切り替えることが大切です。

失敗したときこそネガティブな気持ちは禁物。自分を責めず、ポジティブな考え方で乗り切るほうが、ダイエット成功の確率はぐんと高まりますよ。

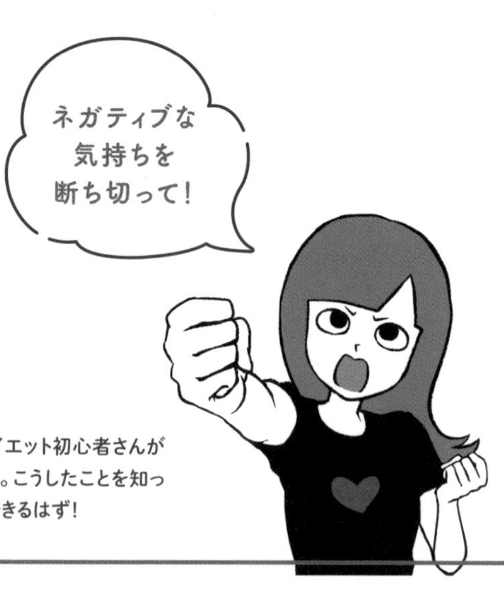

“どうにでもなれ効果”は、ダイエット初心者さんが陥りがちな心理現象のひとつ。こうしたことを知っておくだけでも、心の準備ができるはず！

Part-2

実践!

パート2

10日間でやせる デブ舌リセットダイエット

デブ舌リセットの実践編。
朝はオートミール、昼はコンビニめし、夜はローファット!
コツやポイントもわかりやすく解説しているので楽しく続けられます!

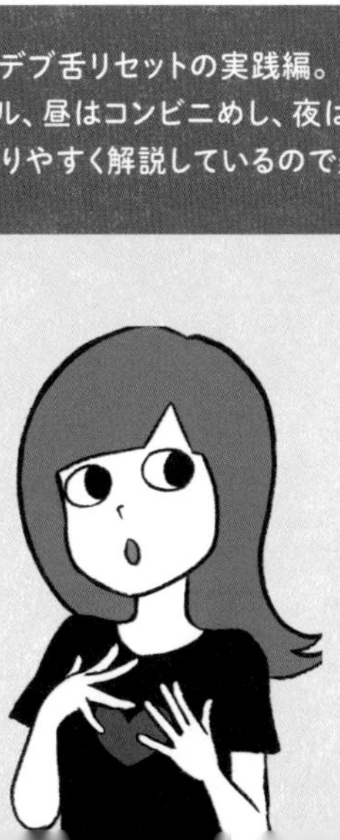

10日間
こうやって実践！

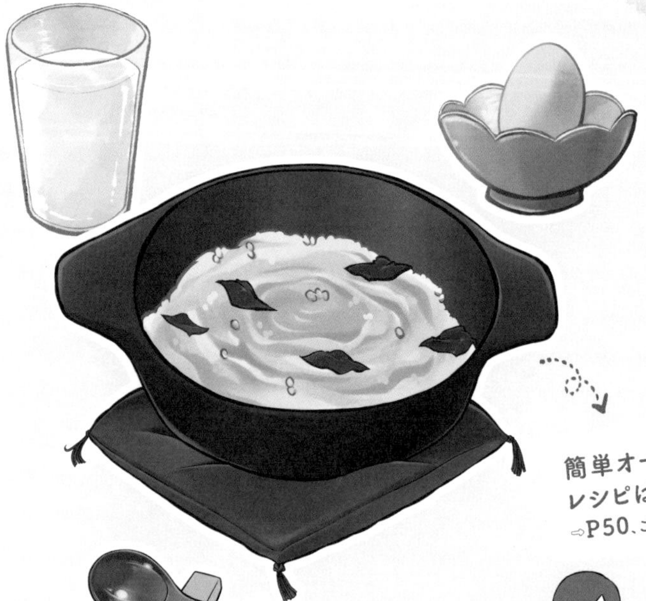

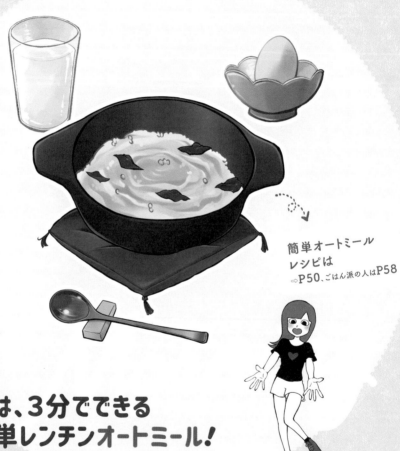

簡単オートミール
レシピは
⇨P50、ごはん派の人はP58

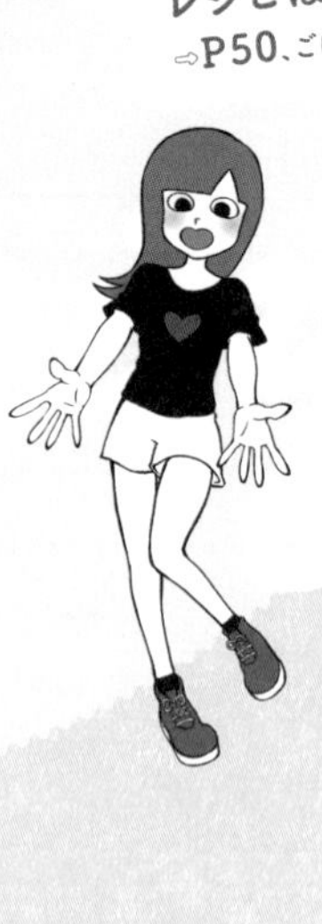

朝は、3分でできる
簡単レンチンオートミール！

時間のない朝は、とにかく簡単においしく！　栄養もとれるオートミールを主食にします。これに、ゆでたまごと低脂肪牛乳をプラスするだけで、しっかりたんぱく質もとれます。コンロを使わないレシピだから、忙しい朝でもラクですよ！　朝はどうしてもごはん派！という人はP58でおにぎりレシピも紹介しています。

昼食は、コンビニでおにぎりとたんぱく質を組み合わせて！

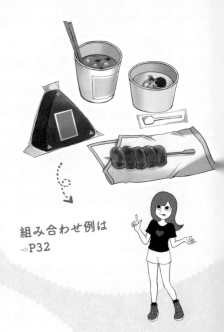

ランチは無理せずコンビニを活用しましょう。最近のコンビニには、ダイエット向きフードがたくさんあって、コンビニだから不健康…なのは昔の話！　ポイントは、たんぱく質を20g以上とること。ほとんどの食材に栄養表示もあるので、たんぱく質量も確認できます。いろいろ選べるので、10日間飽きません。

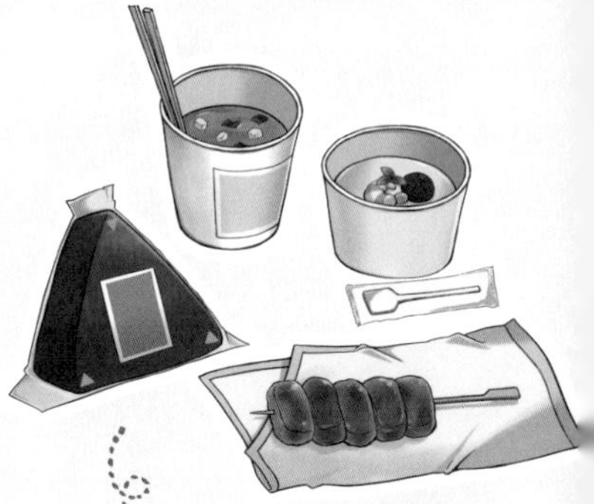

組み合わせ例は
⇨P32

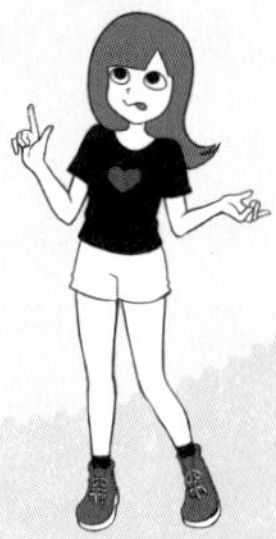

ローファットたんぱく質
おかずレシピは⇨P64

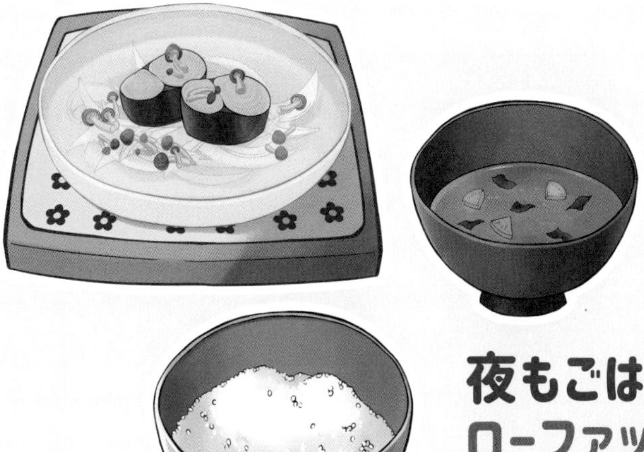

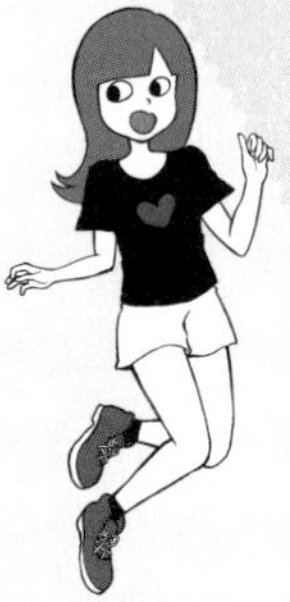

夜もごはんOK！ローファットでヘルシーにしっかり食べる

たんぱく質源となるメインおかずは缶詰やお刺身など、簡単に作れる食材をフル活用！　肉メニューも、レンチンなどで1人分から作りやすくなっています。調理油が少ない分、量をしっかりとれるので見た目もボリューミー！　夜でも主食のごはんは抜かずしっかり食べられます。

Morning

朝食抜きは太るから しっかり食べたい

朝のメニューは

オートミール
＋
ゆでたまご
＋
低脂肪牛乳

Low Fat Milk

低脂肪牛乳

低脂肪牛乳は脂肪分が少なく、たんぱく質がしっかりとれます。ほかに、無脂肪牛乳や無調整豆乳、プレーンヨーグルトでも。

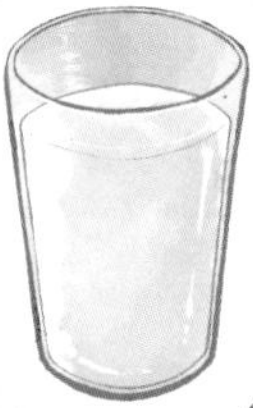

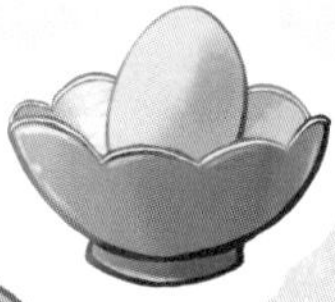

Boiled egg

ゆでたまご

たんぱく質だけでなく、ビタミンC以外の栄養素がすべて含まれているスーパーフード。目玉焼きにするなら、焼くとき油は使わないで。

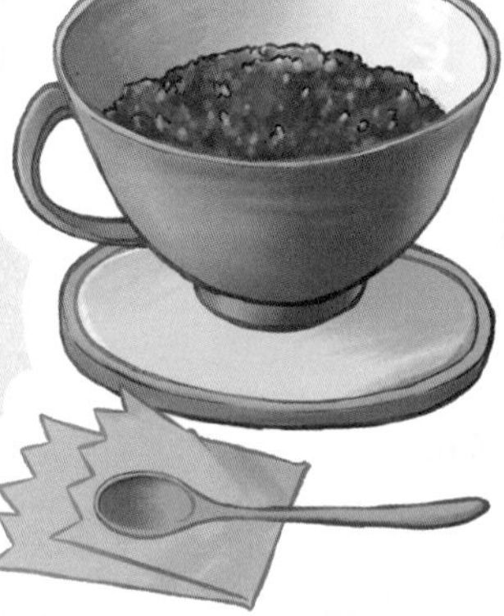

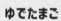

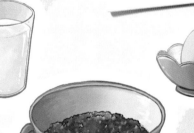

Oatmeal

オートミール

食物繊維が豊富。朝に食物繊維を多く含む食事をとると、朝食だけではなく、昼食後の血糖値の急上昇も防いでくれて太りにくい体になれます。

3分レンチン★オートミール！

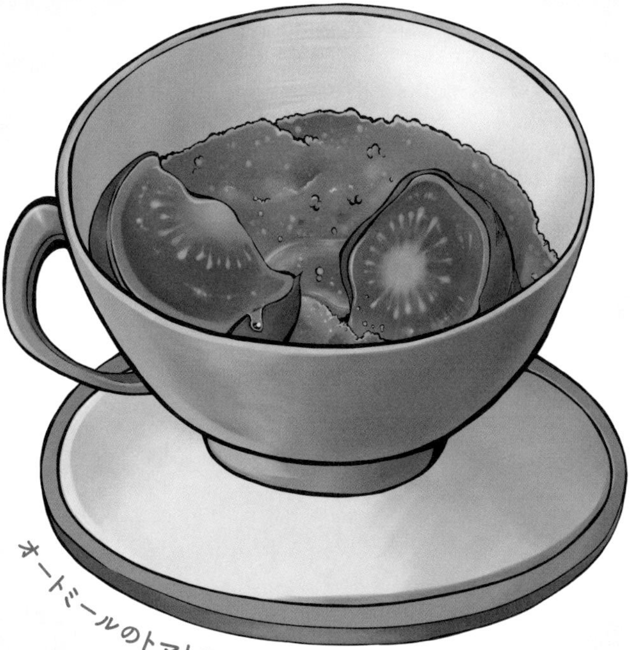

オートミールのトマトリゾット ⇨ レシピはP50へ！

ダイエット成功には、朝食は抜かないのが原則！　朝食を抜くと、体が飢餓状態になり、次に入ってきた昼ごはんの栄養や脂肪分を体に蓄えようとしてしまうのです。

忙しい朝。レンチンですぐできて栄養バランスもよいオートミールがオススメです。電子レンジでオムレツや雑炊にしたり、一晩寝かせて作るスイーツ風にしたり。作り方は超簡単。いろいろな味があるので飽きません。これに、ゆでたまごと低脂肪牛乳で、たんぱく質を組み合わせれば、手軽に理想の朝食が完成します。朝にたんぱく質をとると、体温も上がり代謝もアップ♡

オートミールは デブ舌リセットの救世主

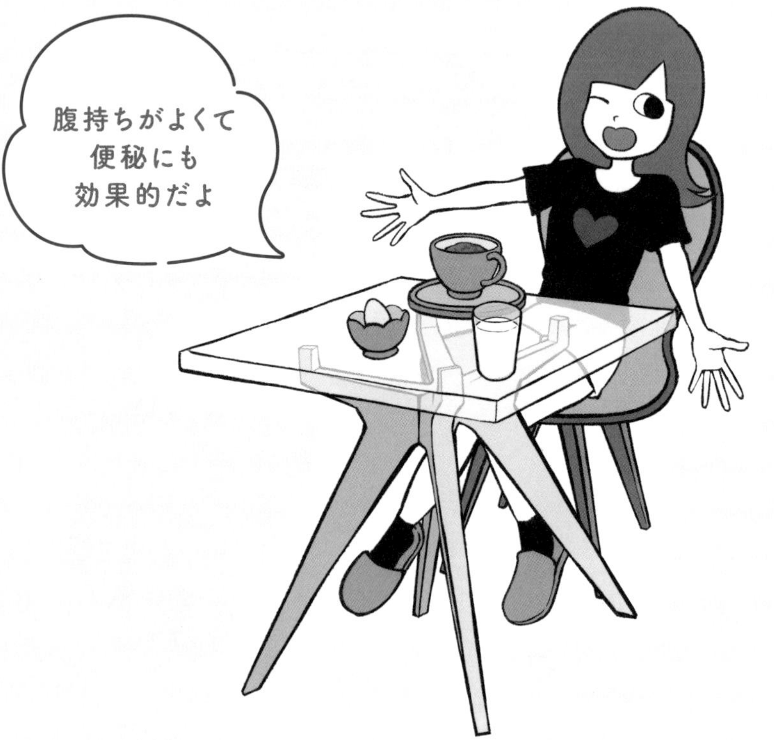

オートミールとはエンバクを脱穀して調理しやすく加工したもの。日本ではあまり馴染みがなかったのですが、ごはんやパンよりも栄養価が高いスーパーフードとして最近注目を集めています。

1食分（オートミール30g、ごはん100g）で比べると、食物繊維の量は、ごはんの約2倍弱！　血糖値の急上昇を抑える低GI食品で脂肪になりにくいうえ、ビタミンB群も豊富なので、炭水化物や脂質の代謝をしっかり上げてくれます。噛み応えがあるので、ゆっくり噛んで食べる習慣もついて、デブ舌リセットに効果的です♡

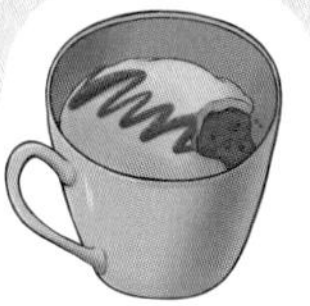

ごはん風バリエ

おかゆ系の食感が苦手な人でも大丈夫。水分を調整すれば、やわらかめに炊いたごはんのような食感になります。リゾットや雑炊だけでなく、オムライス風なんて楽しみ方も。

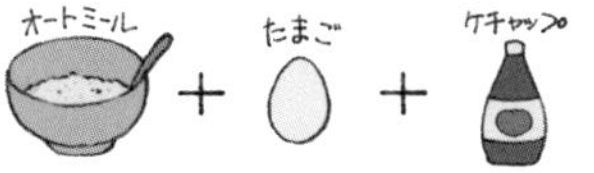

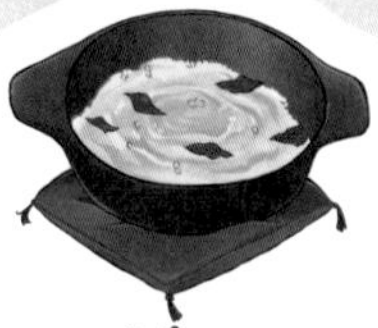

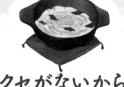

クセがないからアレンジ自在

麦の風味がほんのり。味にクセがないので、いろいろな料理にアレンジしやすい！　調味料や混ぜ込む具材を替えて、和風、洋風、中華風など無限に楽しめちゃう！

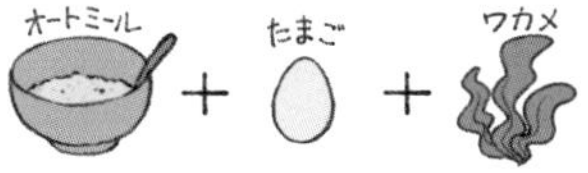

簡単なのに いろんな食べ方ができる！

Various ways to eat

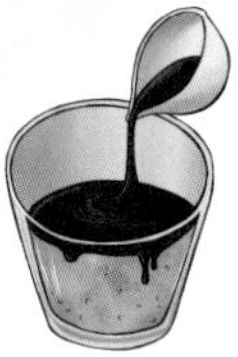

お手軽オーバーナイトオーツ

前夜に、オートミールを牛乳などに浸して一晩おく「オーバーナイトオーツ」も美味！　朝すぐに食べられるので、忙しい朝でも大丈夫。きな粉やヨーグルトを一緒に混ぜ込んでもOK。

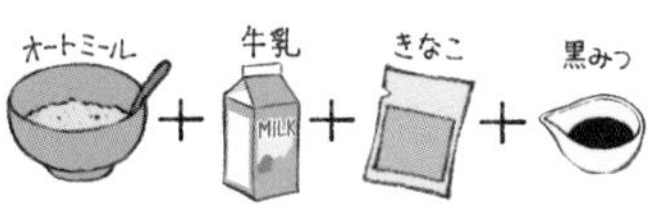

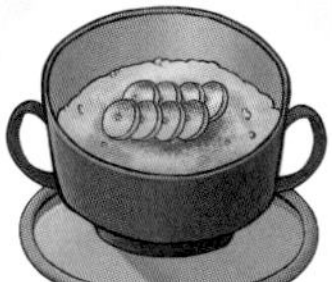

甘いのも！

スイーツ風もオススメ！　普段朝は食べないという人も食べやすいし、おやつにもOKです。バナナを入れたり、はちみつをかけたり、シナモンなどで香りづけしても○。

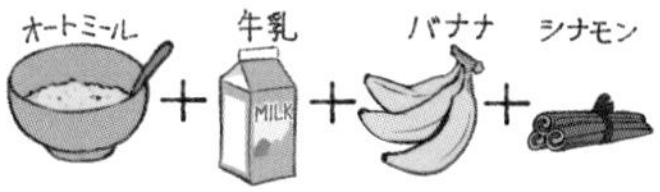

Lunch

ダイエットスポットは意外なほど身近なところに！

昼のメニューは

おにぎり
＋
たんぱく質
＋
汁もの

Soup or Salad

スープorサラダ

無理に足さなくてもいいですが、あると満足度が高まります。特に温かいスープは胃腸も温めてくれます。みそ汁なら具は好きなものでOK！

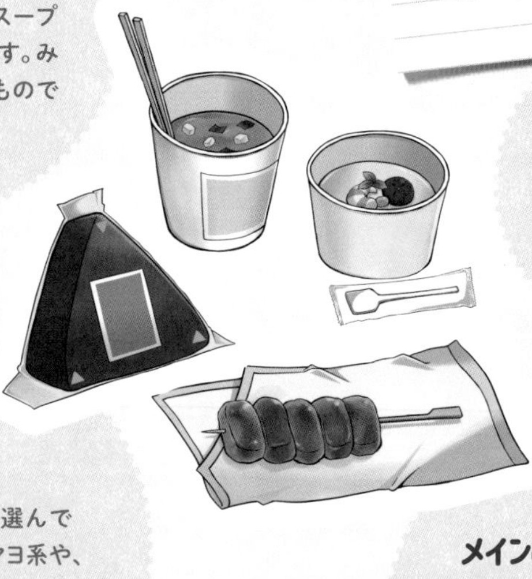

ちょい足したんぱく質

茶碗蒸し、ゆでたまご、温泉たまご、納豆、冷奴、ヨーグルトなどから1品選んでちょい足しを。特に茶碗蒸しは満足度も高くてオススメ！

Rice ball

おにぎり1個

具は好きなものを選んでOK（ツナマヨなどマヨ系や、揚げもの系はNG）。お米はパンよりもGI値も低く腹持ちもいいのでダイエットの味方。

Protein

メインのたんぱく質

焼きとり、サラダチキンなどから1品選んで。揚げものやフランクフルトなどの加工品を避ければ、お肉のボリュームもしっかり食べられます！

コンビニで手軽に★
美たんぱく質めし

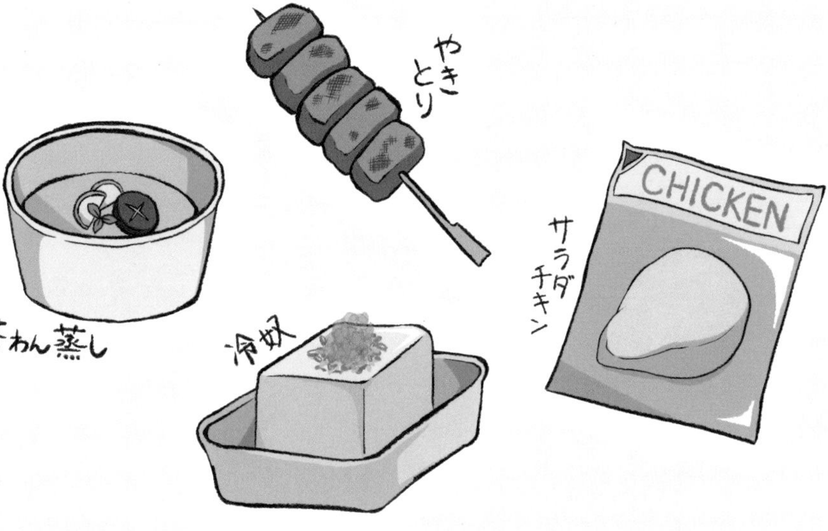

外で食べることも多い昼食。外食だとなかなかヘルシーなお店が少ないし、お弁当は面倒。ランチはダイエットを諦めるか…。なんてお悩みを解決してくれるのがコンビニ。選び方さえ知っておけば、強い味方になってくれます！

リセットメニューはおにぎり＋たんぱく質おかずが基本です。ポイントはたんぱく質を20g以上とること。今回紹介する組み合わせはヘルシーにたんぱく質をとれる組み合わせばかり。それ以外でも商品にたんぱく質量が記載されているので楽しく選んでください。総カロリーは500kcal以内を目安にしましょう。

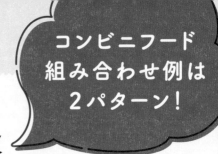

コンビニフード組み合わせ例は2パターン！

Pattern 1

メイン1品で栄養バランスがとれるパターン

組み合わせに迷ったらたんぱく質20g以上、総カロリー500kcal以内を目安にしてください。

マヨなしおにぎり

おにぎりは鮭がたんぱく質もとれてオススメですが、マヨ系、揚げもの系を避ければ赤飯や混ぜごはんなど好きなものを！

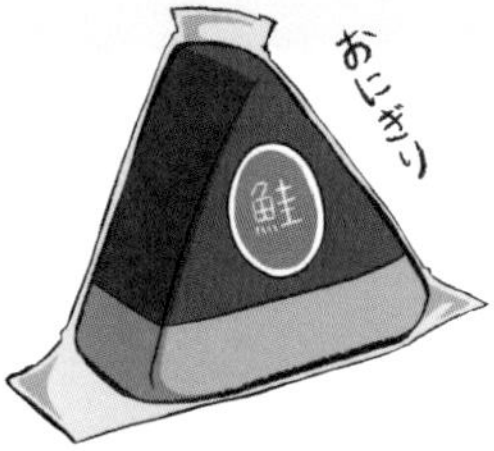
おにぎり
鮭

＋

がっつり主役おかず

最近増えている具沢山スープもデブ舌リセットランチにぴったり。代謝が上がる豚キムチ鍋や野菜もとれる鶏団子スープは、私もよくチョイスします。おでんはたまご、はんぺん、ちくわなどたんぱく質が豊富。

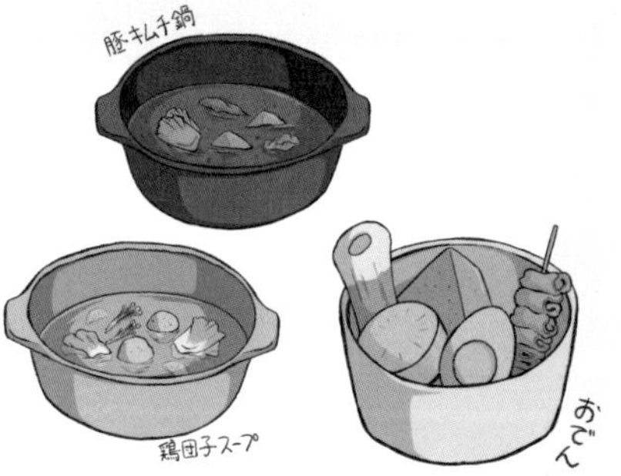
豚キムチ鍋
鶏団子スープ
おでん

＋

オイコスとかあっても！

メインのカロリーが低めの場合は、オイコスなどの高たんぱく系ヨーグルトを足しても！　食後のデザート感覚で楽しめます。

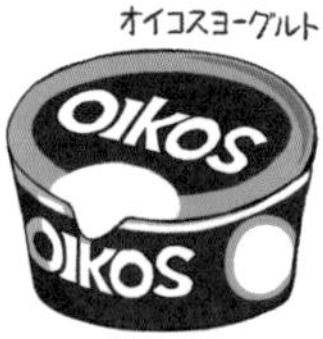
オイコスヨーグルト
OIKOS
OIKOS

Lunch

Pattern 2

たんぱく質バリエを楽しむパターン

単品を組み合わせたメニューをいろいろ選んで飽きずに継続！

マヨなしおにぎり

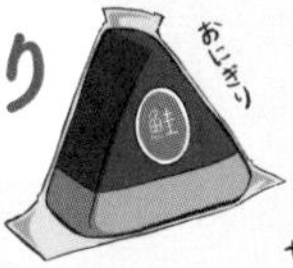

＋

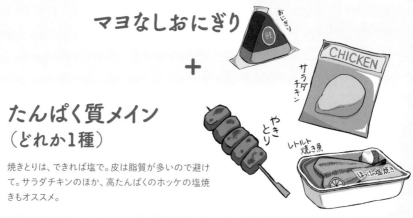

たんぱく質メイン（どれか1種）

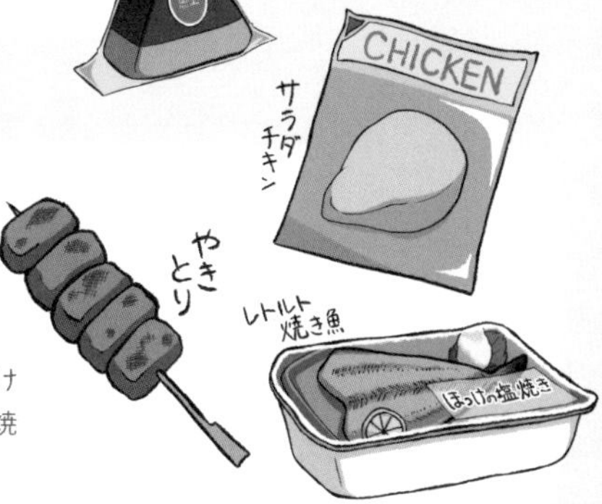

焼きとりは、できれば塩で。皮は脂質が多いので避けて。サラダチキンのほか、高たんぱくのホッケの塩焼きもオススメ。

＋

ちょい足したんぱく質

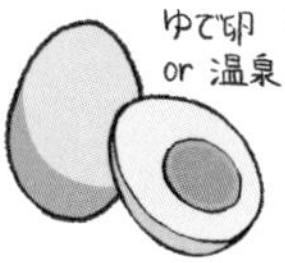

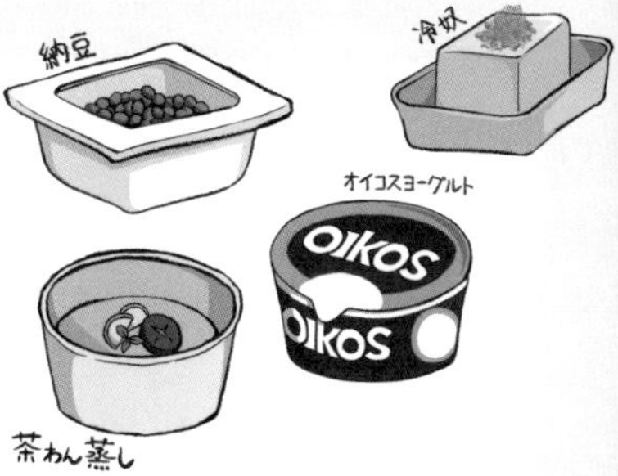

オススメは茶碗蒸し！　ゆでたまごや冷奴、納豆などもそのまま食べられるので便利。最近は豆腐そう麺なども売っています。

＋

スープ or サラダ

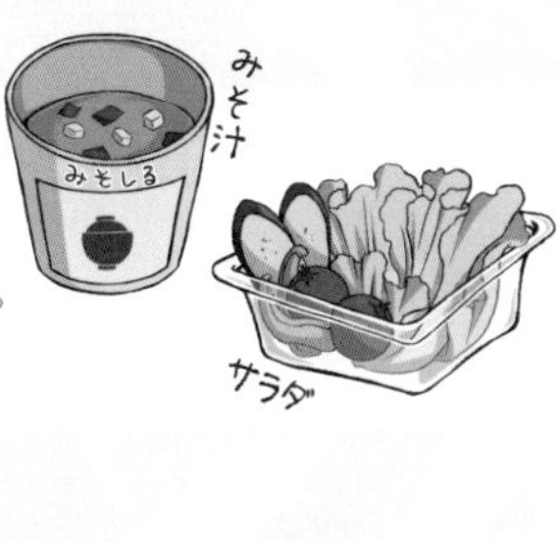

避けたいのは、糖質の多いポタージュ系や春雨入りスープ。また、サラダはマヨネーズで和えたものやポテサラ系はNG。

Night

レンチンなどで簡単に「続けられる」工夫を

夜のメニューは

100gごはん
＋
ローファット
たんぱく質おかず
＋
納豆
＋
みそ汁

Lowfat

**ローファット
たんぱく質おかず**

ボリュームたっぷりのローファットレシピ！ 鮭缶、サバ缶、マグロの赤身やサーモンなどのお刺身、鶏むね肉などが活躍！

Natto

納豆（発酵食品）

納豆は手軽に1品プラスできるので、冷蔵庫にぜひ常備を。発酵食品なので、腸の状態を整えて代謝もよくなって、根本から太りにくい体に。

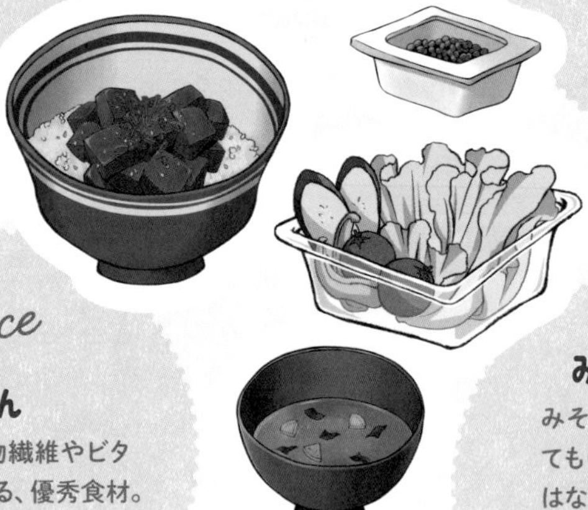

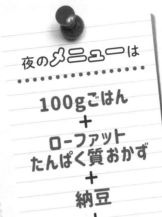

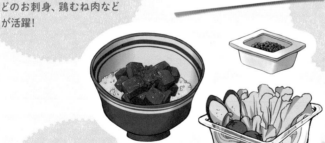

Rice

100gごはん

ごはんは食物繊維やビタミン類がとれる、優秀食材。夜は100gを目安に食べます。

Miso Soup

みそ汁

みそ汁やサラダをつけてもOK。みそ汁の具材はなんでもいいですが、糖質が多い、いも類やかぼちゃは避けて。面倒な日はなくてもOK。

ごはんもOK★
ローファットたんぱく質おかず

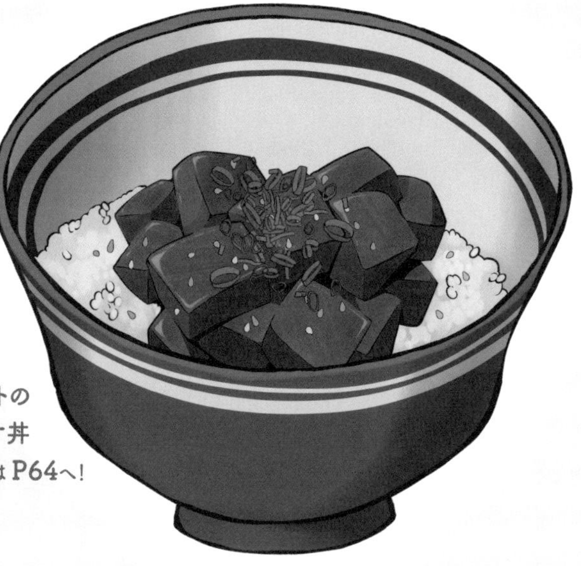

たれがポイントの
マグロユッケ丼
⇨レシピはP64へ！

デブ舌リセットは、夕食もしっかり食べることが基本ですが、ポイントとなるのがごはんの食べ方。ごはん１００ｇと決めることで食べすぎを防ぎます。代謝が落ちている人はごはんを抜いて調整しましょう。

　ポイントの２つめはメインのローファットおかず。缶詰や鶏むね肉のほか、意外に理想的なのはお刺身。P64からのレシピでは、ボリュームはしっかりあるのに、調理に使う油を抑えてローファットにしています。切ってのせるだけ、混ぜるだけ、レンチンで作れるものがほとんどなので手間なしなのも、挫折しない秘訣です。

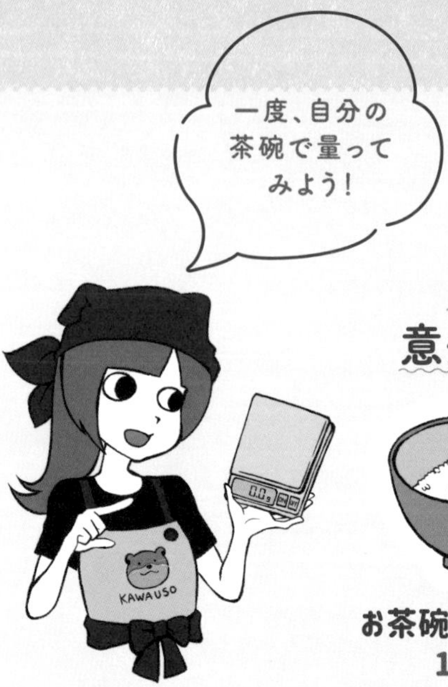

一度、自分の
茶碗で量って
みよう！
KAWAUSO

ごはんは100g！意外に食べすぎてるよ

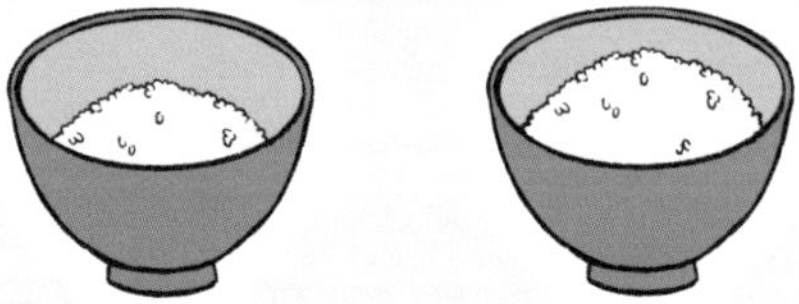

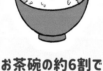

お茶碗の約6割で
100g

お茶碗1杯分は
約150g

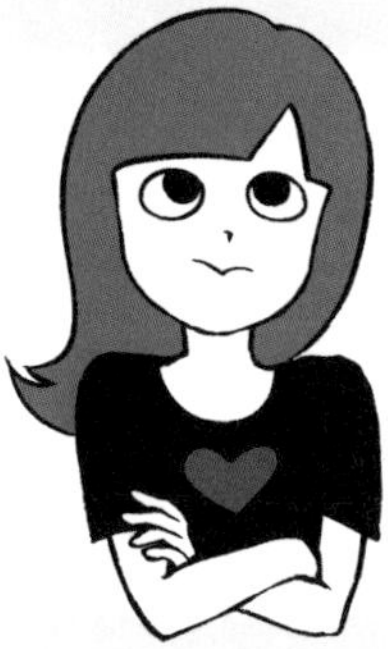

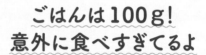

代謝が落ちているならごはんを抜いて！

基本メニューでやせづらい人は夜のごはんを抜いても。代謝は年齢や生活習慣にも関係があり、例えば更年期以降はがくんと下がります。また、体が冷えやすい人も代謝が落ちているかも。

100gごはんといっても、どれくらいの量なのか、ぴんとこない人も多いと思います。これは大体お茶碗1杯の3分の2量が目安です。しっかり噛むと満足感が高まります。夜の糖質を軽めにすると、眠っている間に内臓も休まるので、翌朝の体も軽くなりますよ。代謝が落ちている人は、10日間夜のごはんを抜きますが、おかずをしっかり食べるので、もの足りなさは感じないはず。

ただし、脂肪を分解するには、糖質が必要です。長期間極端に糖質を抑えると脂肪が燃えにくい体になるので注意してください。

Okay to eat
1

調理に油を使わなければ、お肉もお魚もがっつり食べて大丈夫！

調理の油を減らすことはシンプルだけど効果大！　リセットメニューはローファットでもおいしいので、普段無意識のうちに油をとりすぎだったことに気がつけます。マグロ赤身、鶏むね肉など、脂質の少ない食材も活用し量もしっかり食べられるから満足度も高いのです。

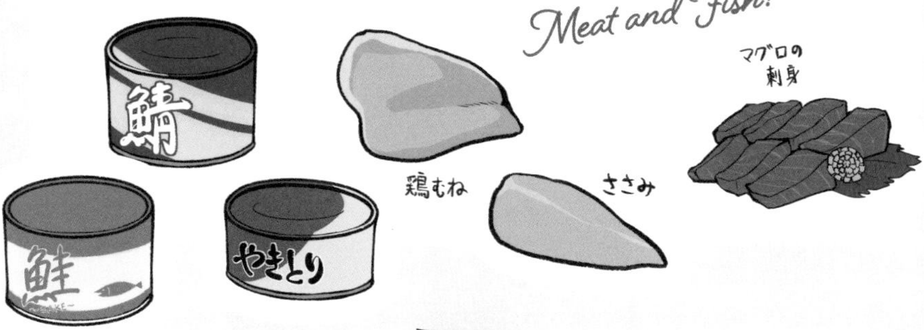
Meat and Fish!
鯖
鮭
やきとり
鶏むね
ささみ
マグロの刺身

Okay to eat
2

野菜は好きなだけ食べてOK

野菜は彩りや食感も楽しんで。私はビタミン豊富なトマトや、たんぱく質が多いブロッコリーを常備しています。そのほか、レタス、もやし、きゅうり、キャベツなどはかさ増しにも活躍します。ただし、いも類、かぼちゃはNG。

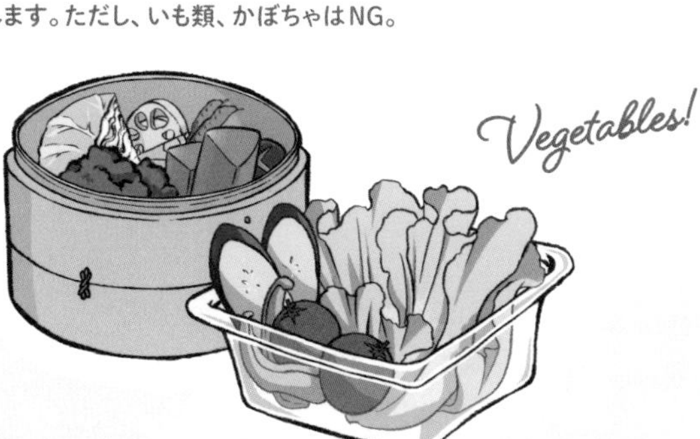
Vegetables!

あれもダメ、これもダメでは続かないから
デブ舌ダイエット成功のコツ

運動嫌いでも大丈夫

もちろん、運動したい人は運動してもOK ですが、無理に運動しなくても大丈夫なメニューになっています。運動しない人でも、太りにくい体を作るためには、1食あたり15 ～ 20gのたんぱく質はとりたいところ。

マネするだけだからカロリー計算は必要なし！

カロリー計算にとらわれすぎると、面倒になってダイエットに失敗します。私も以前カロリーばかりを気にしていたときはツラかったです。本書で紹介しているリセットメニューはカロリーや栄養バランスも考えられているから、計算なしで大丈夫！

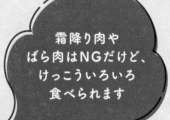

霜降り肉やばら肉はNGだけど、けっこういろいろ食べられます

ストイックすぎない鶏もも肉OK！

ダイエットというと「鶏ささみや鶏むね肉しか食べられないんですか？」とたまに聞かれますが、そんなことはありません。むしろ気にしすぎはストレスになってよくないし、そればっかりなんて続けられないですよね。むね肉のパサつきが苦手な人は、例えば鶏もも肉でも、皮をとればカロリーをかなり抑えられます。ストイックすぎる不健康なダイエットではなく、一生使えるテクを身につけて♡

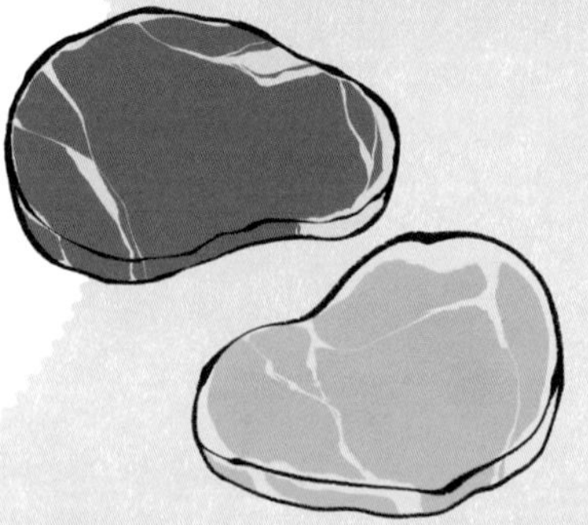

飲むのは水かお茶にして余分な糖質をカット

ダイエット相談を受けると、本当に多いのが、飲みものからのカロリー摂取に無頓着なパターンです。甘い炭酸飲料やジュースは糖質たっぷりで太りやすい飲みもの。水分補給は水かお茶におき替えてください。意外に盲点のドリンクからの余分なカロリーをカットできるだけでも、ダイエットにはかなり効果的！

野菜は好きなだけ食べてOK

野菜にもカロリーはありますが、気にしすぎるとダイエットが続かない原因になるので、そこはよしとするのがデブ舌リセットのルールです。野菜やきのこは、ドレッシングに気をつければ、好きなだけ食べても大丈夫。特に量を食べたい人は、上手にかさ増しに使えば満足度もアップします。ただし、いも類、かぼちゃ系の糖質が高い野菜だけはNG。

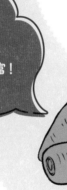

ビタミン、
ミネラル、
食物繊維も豊富！

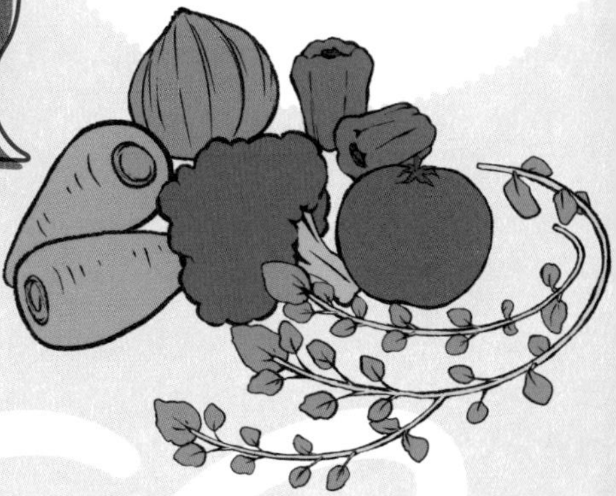

おやつはNGでもガマンはなし！

10日間のダイエット中はおやつを控えましょう。でも、食事をしっかりとるので、自然とおやつはほしくなくなるはずです。ダイエット後はOK。ヘルシーなご褒美おやつをP104で紹介しているので上手に選んで！

よく噛んで食べよう

デブ舌と早食いは大きな関係があります。ゆっくり噛んで食べることは正しい満腹感を知るためにも大切。いつもより5回多めに噛むと意識すると、続けやすいですよ。

だけを考えている！

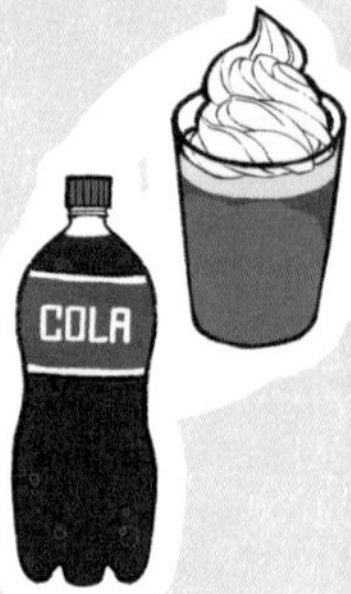

何を食べていい？
と迷うことが
脳へのストレスになる

ダイエット中、食べてはいけないと思うほど「食べもの」のことをずっと考えていませんか？　以前私がダイエットに失敗ばかりしていたときも、「この野菜は糖質が多いのかな？」「少しなら食べていいよね」「このデザート食べたい！（けど我慢…）」

脳の意志力を
消耗しない
ことが
成功の秘訣

人が1日に決断する回数は無意識のものも含めると、3万5000回※1にも及ぶのだそうです。そして、食べるものなど、食事に関することだけでも1日に2267回※2の決断をしているのだとか。この**決断によって**、**脳の意志の力**（ウィルパワー）は、どんどん**消耗**してしまうこともわかっています。ダイエット中に四六時中食べてOKかNGかを考えていたら、脳はどんどん消耗してしまうことは、科学的にも証明されているのです。

※1アメリカ・ケンブリッジ大学のBarbara Sahakian教授の研究によると、人は1日に最大3万5000回の決断をすることがわかっている。
※2アメリカ・コーネル大学のJeffery Sobal教授たちの調査によると、食べるものや場所など食事に関する事柄だけで、人は1日に2267回の決断をすることがわかっている。

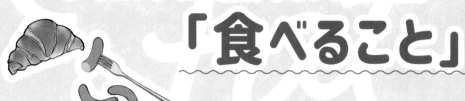

ダイエットに失敗する人は「食べること」

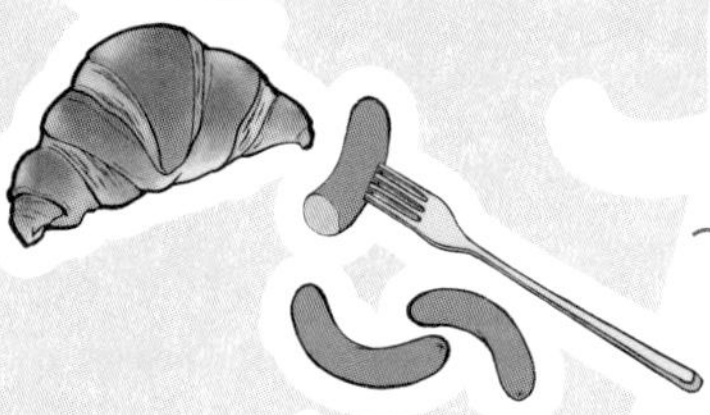

「カロリーはどれくらい？」など、ずっと食べもののことを考えていました。そして案の定、すぐに面倒くさくなってリバウンドばかり。

　これってずっと「食べてはダメ」と我慢している状態。**ストレスを自ら作りだす思考回路**だったんです。毎日そんなふうに自問自答するうちに、どんどん心の余裕がなくなっていきますよね。

　私はそういうことを一切やめて「ダイエット中はこれを食べる」と決めてから、ストレスなくダイエットできるようになりました。

10日間の短期集中で体を根本リセット！

デブ舌リセットダイエットは〝リセットメニュー〟をマネするだけなので、何をどのくらい食べていいか、といったことは考えなくていいのがポイントです。これは、実践した方から「思った以上にストレスが減った」と、すごく好評です。**10日間快適だったから、その後も続けたいという方は、もちろん続けてOKですよ。**

減量プラン実践ガイド

ライフスタイル別 10日間のプログラム

Type 1 忙しいから同じメニューでラクしてやせる

※メインのおかずの例です

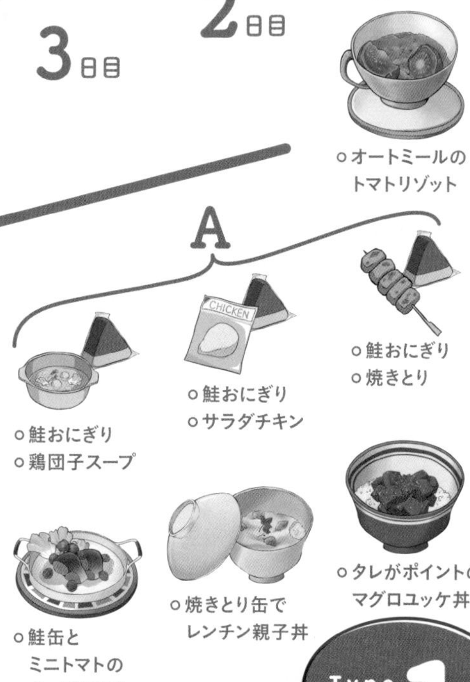

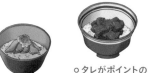

	1日目	2日目	3日目	4日目	5日目
Morning 朝	○オートミールのトマトリゾット	→	→	→	→
Lunch 昼	A ○鮭おにぎり ○焼きとり	A ○鮭おにぎり ○サラダチキン	A ○鮭おにぎり ○鶏団子スープ	A ○鮭おにぎり ○焼きとり	A ○鮭おにぎり ○サラダチキン
Night 夜	○タレがポイントのマグロユッケ丼	○焼きとり缶でレンチン親子丼	○鮭缶とミニトマトのさっぱり和え	○タレがポイントのマグロユッケ丼	○アボカドサーモン茶漬け

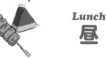

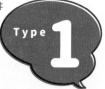

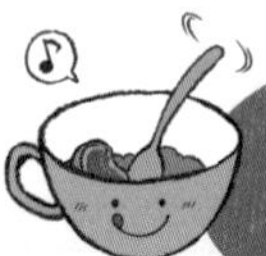

Point

平日朝は同じメニューでルーティン化

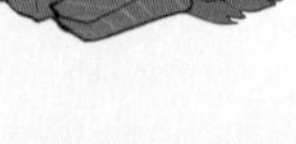

Point

お刺身と缶詰アレンジはラクでおいしい!

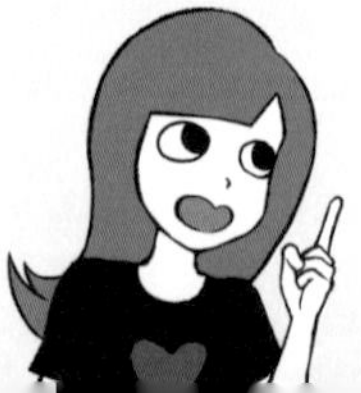

ストレスなく乗り切るために、性格やライフスタイルに合わせたメニューパターンを紹介します。まずは毎日忙しく、食事を抜きがちだったり、作る暇がない人。

こんな人は1日3食をルーティン化しましょう。

平日朝は同じメニューにして、夜も調理がラクな缶詰、刺身をメインと決めて数種類を繰り返します。これだと意外に飽きません。しかも週末に一度に食材をまとめ買いすれば、あとはスムーズに続けられるので、すごくラクです。

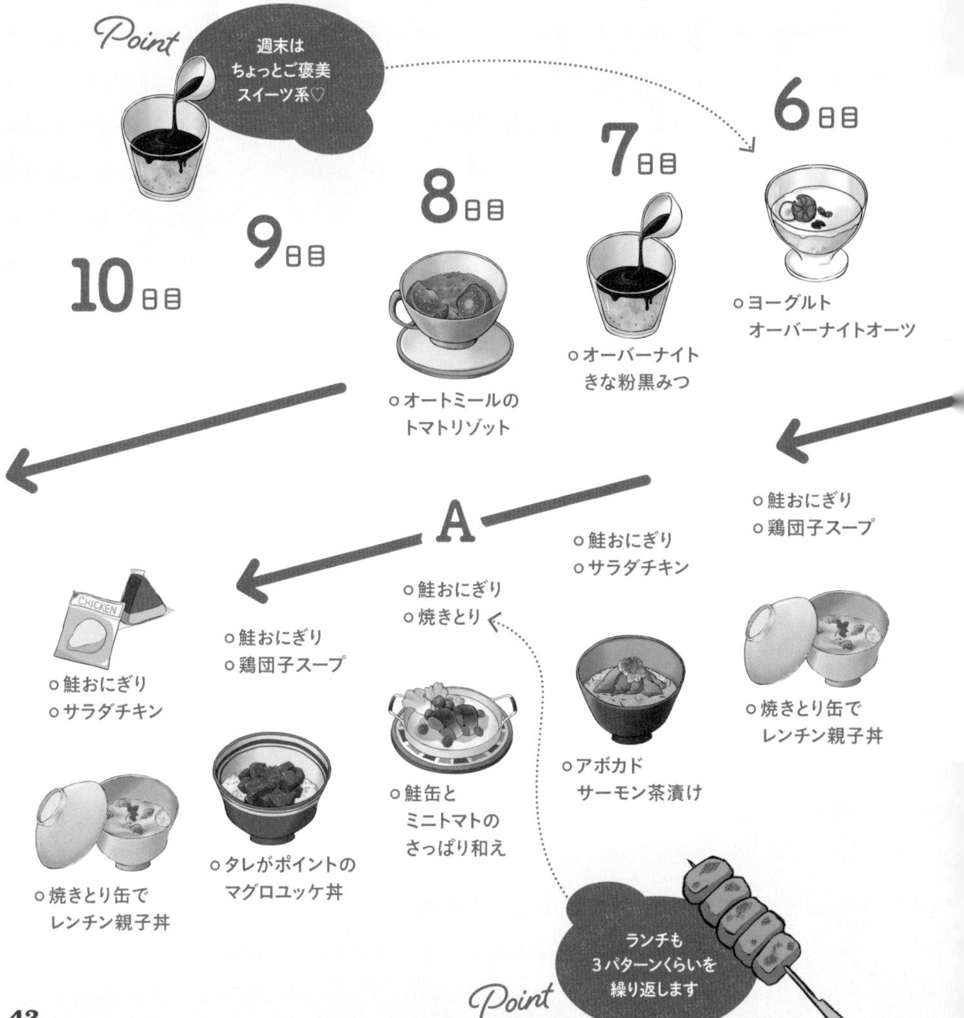

Point
週末は
ちょっとご褒美
スイーツ系♡
6日目
○ヨーグルト
オーバーナイトオーツ
7日目
○オーバーナイト
きな粉黒みつ
8日目
○オートミールの
トマトリゾット
9日目
10日目
○鮭おにぎり
○鶏団子スープ
○焼きとり缶で
レンチン親子丼
A
○鮭おにぎり
○サラダチキン
○アボカド
サーモン茶漬け
○鮭おにぎり
○焼きとり
○鮭缶と
ミニトマトの
さっぱり和え
○鮭おにぎり
○鶏団子スープ
○タレがポイントの
マグロユッケ丼
CHICKEN
○鮭おにぎり
○サラダチキン
○焼きとり缶で
レンチン親子丼
Point
ランチも
3パターンくらいを
繰り返します

減量プラン実践ガイド

ライフスタイル別 10日間のプログラム

Point

オートミール
だけでなく
たまにはおにぎりも

※メインのおかずの例です

1日目

Morning 朝

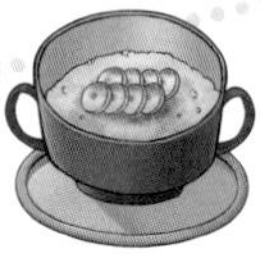

○バナナと
オートミールの
ミルク粥

Lunch 昼

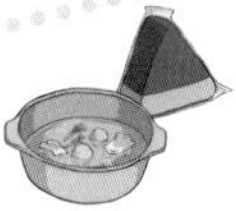

○鮭おにぎり
○鶏団子スープ

Night 夜

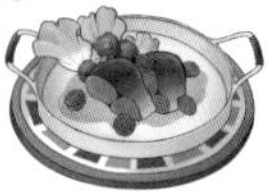

○鮭缶と
ミニトマトの
さっぱり和え

2日目

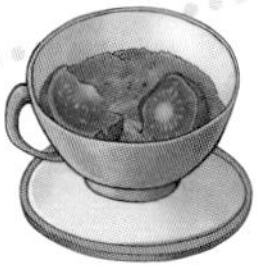

○オートミールの
トマトリゾット

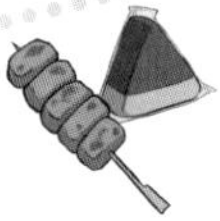

○梅おにぎり
○焼きとり

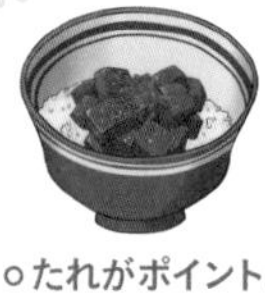

○たれがポイントの
マグロユッケ丼

3日目

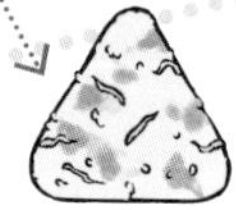

○おにぎり
（鮭しらす）

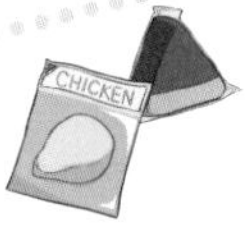

○お赤飯おにぎり
○サラダチキン

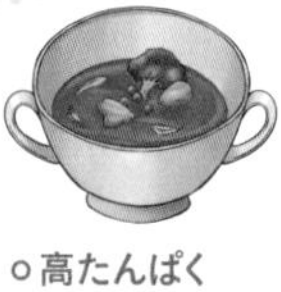

○高たんぱく
ミネストローネ

4日目

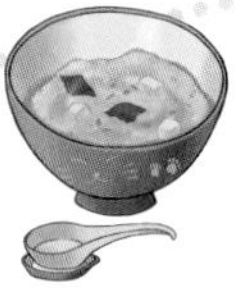

○オートミールの
即席和風おじや

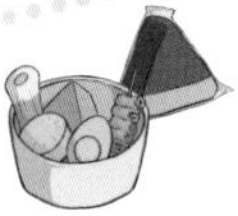

○鶏めしおにぎり
○おでん

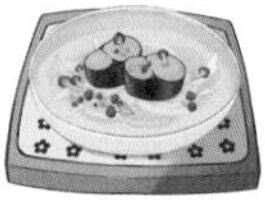

○サバ缶と
しめじの
ほの甘蒸し

5日目

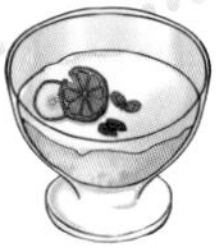

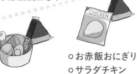

○ヨーグルト
オーバーナイト
オーツ

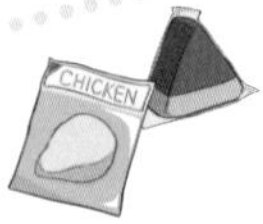

○塩こんぶおにぎり
○サラダチキン

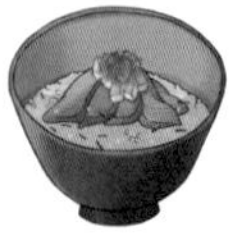

○アボカド
サーモン茶漬け

Type 2

飽きないようにバリエを楽しみたい

Point

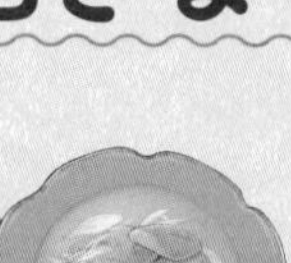

パンチが効いた
お肉メニューも
楽しみ♡

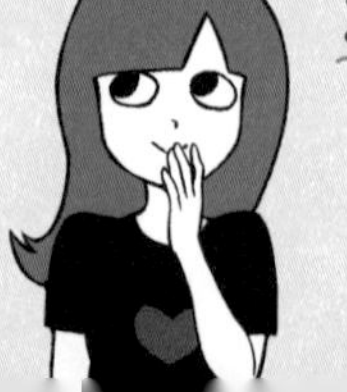

タイプ2は楽しく食べてダイエットしたい！　という人向け。デブ舌リセットなら毎日違う献立も楽しめます。どれも簡単なので作るストレスはなし。味覚だけでなく視覚的にも満足して、モチベーションも上がるはずです。
　特にランチではさまざまな組み合わせができるので、今日は何を食べようかな？　と選ぶ楽しみがあります。食品表示も参考にして上手に組み合わせましょう。

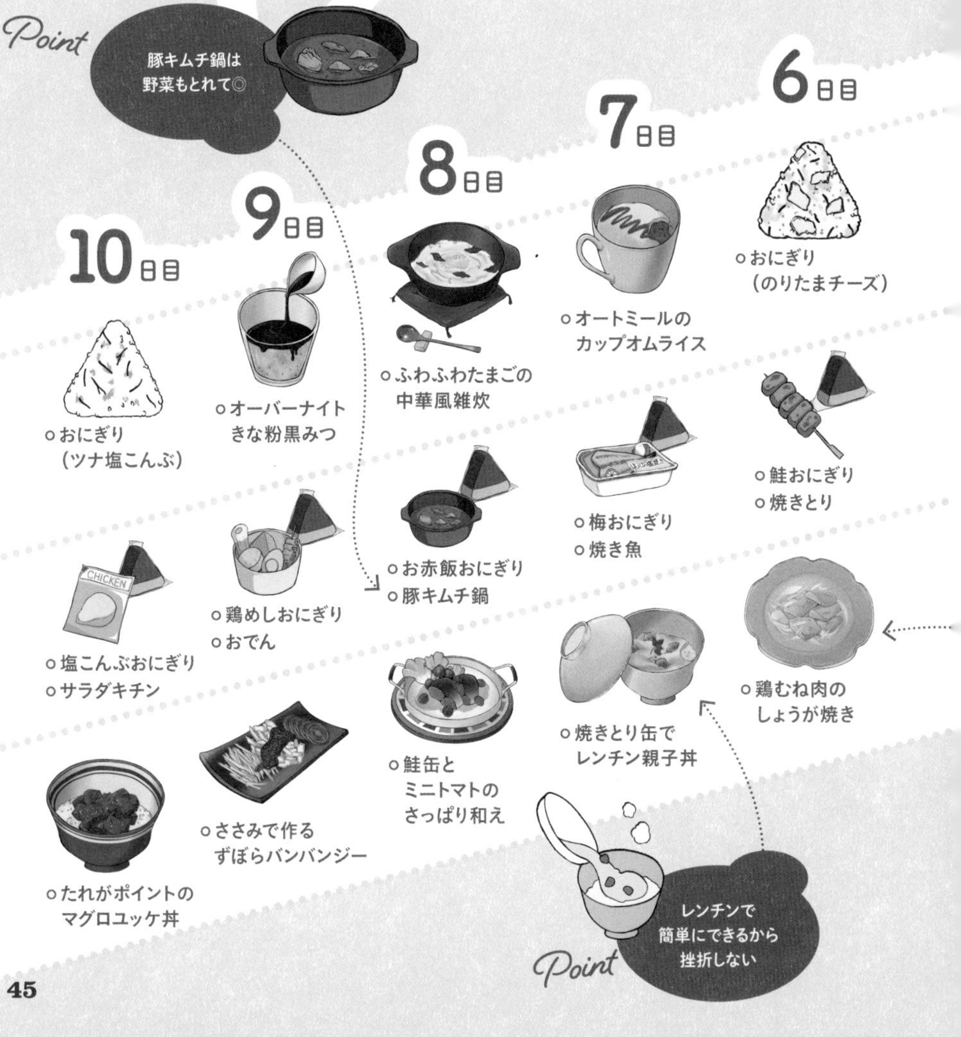
Point
豚キムチ鍋は野菜もとれて◎
6日目
おにぎり（のりたまチーズ）
鮭おにぎり
焼きとり
鶏むね肉のしょうが焼き
7日目
オートミールのカップオムライス
梅おにぎり
焼き魚
焼きとり缶でレンチン親子丼
8日目
ふわふわたまごの中華風雑炊
お赤飯おにぎり
豚キムチ鍋
鮭缶とミニトマトのさっぱり和え
9日目
オーバーナイトきな粉黒みつ
鶏めしおにぎり
おでん
ささみで作るずぼらバンバンジー
10日目
おにぎり（ツナ塩こんぶ）
塩こんぶおにぎり
サラダキチン
たれがポイントのマグロユッケ丼
Point
レンチンで簡単にできるから挫折しない

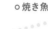

デブ舌女子 あるある

デブ舌女子なら思わず納得してしまう日常あるある。デブ舌を自覚すればリセットする意欲もわいてくるはず!

無意識のうちにお菓子を食べている

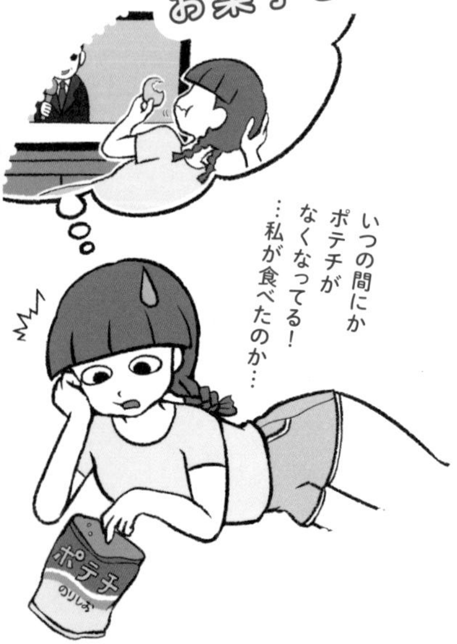
いつの間にかポテチがなくなってる!
…私が食べたのか…
ポテチ
のりしお

食べることがストレス発散になっている

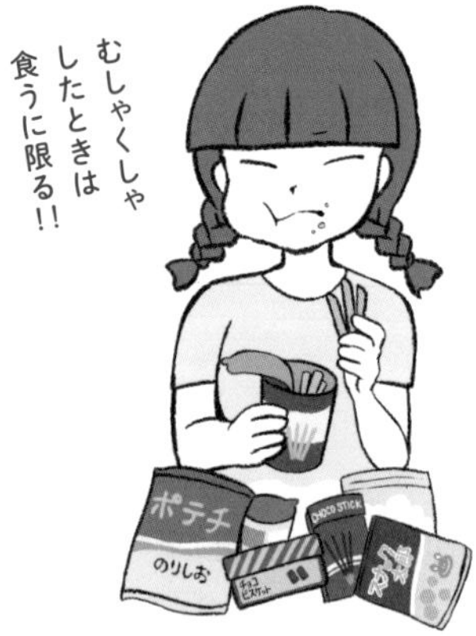
むしゃくしゃしたときは食うに限る!!
ポテチ
のりしお
CHOCO STICK

野菜ではなくドレッシングがおいしい!

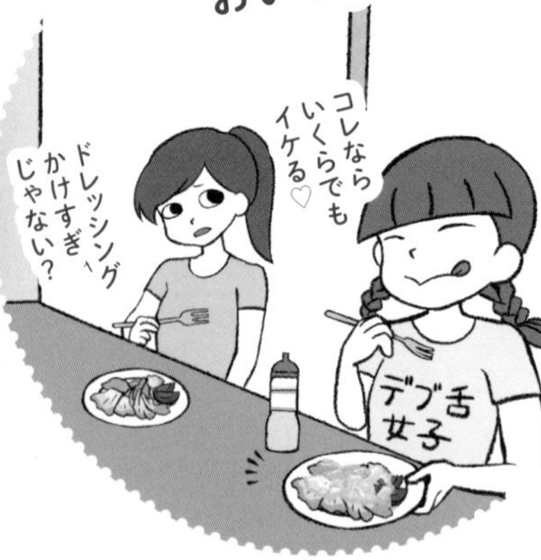
コレならいくらでもイケる♡
ドレッシングかけすぎじゃない?
デブ舌女子

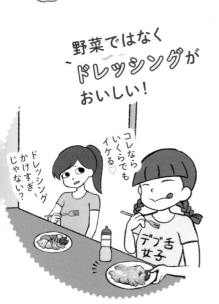

カップ麺の汁は
必ず飲み干す

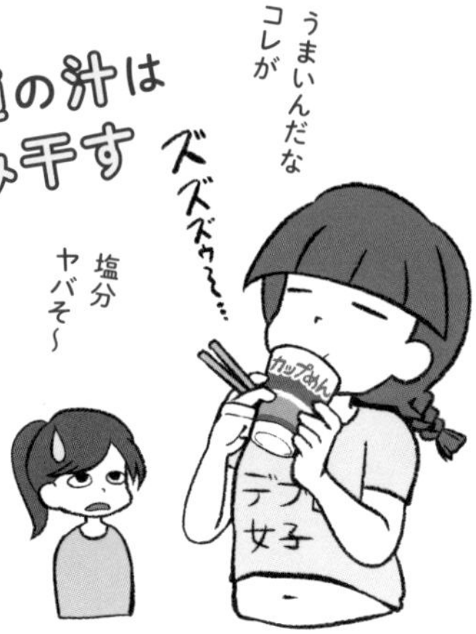
うまいんだな
コレが
ズズズゥ〜〜…
カップめん
塩分
ヤバそ〜
デブ舌女子

朝、起きたとき
顔がむくみがち

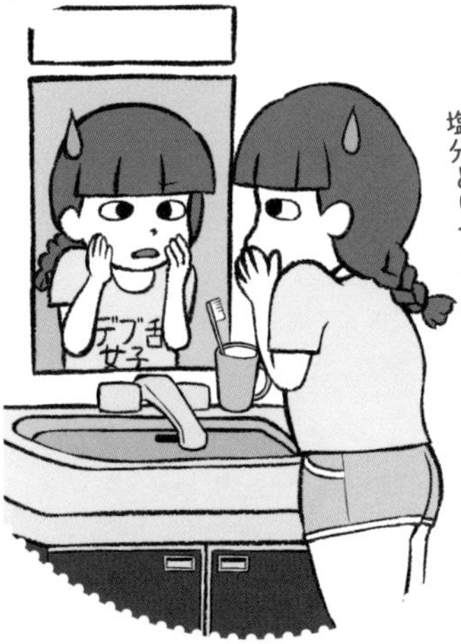
顔パンパン…
塩分とりすぎ？
デブ舌女子

味のりを
しょうゆに
つけて食べる

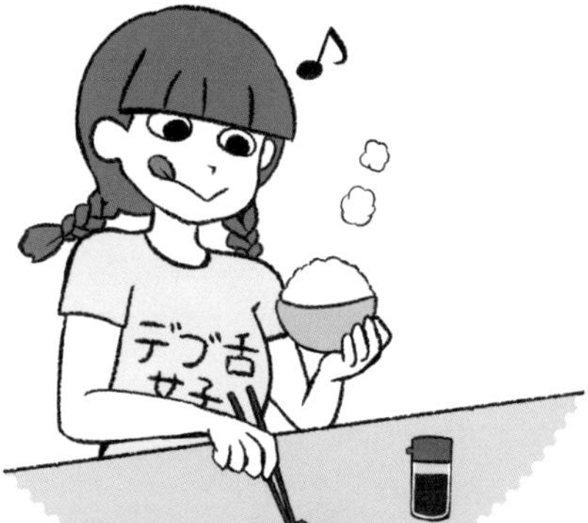
デブ舌女子

どうせ私は…と
すぐに諦めてしまう

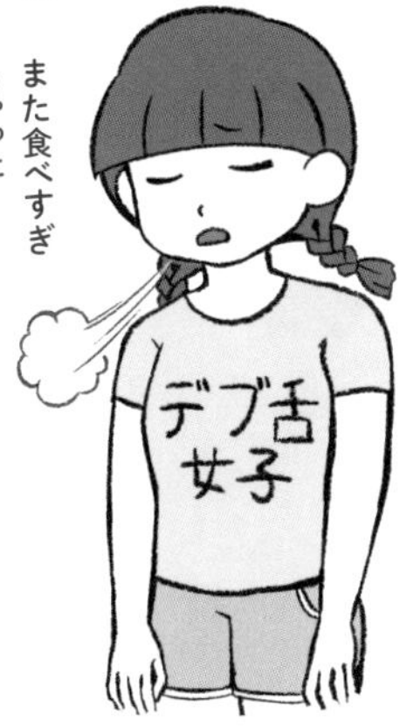
また食べすぎ
ちゃった…
デブ舌女子

Column-2

どうしても食欲を抑えられない！ときに "筋トレ" がいい理由

運動で食欲を抑えるホルモンが増加 高い負荷の運動が有効なんです！

デブ舌リセットの基本は運動なしでOKのダイエットです。でも実は食欲コントロールに運動がオススメって知っていましたか?

運動するとエネルギーを使うのでお腹が空く――そう思っている人は多いはず。でも、近年の研究で、運動で食欲を抑えられることがわかってきました。これに関係するのがホルモンです。

運動すると食欲増進ホルモンが減って、食欲抑制ホルモンが増えます。これで食欲を抑えられるというのです。

ではどのような運動がより有効かというと、有酸素よりも筋トレなどの高負荷の運動が食欲をよりコントロールできるのだそう。私の場合は、重りを持ってスクワットするなど、やや負荷をかけた筋トレをします。長い時間じゃなくて、5分程度の短い時間でもOK。シンドイと思う程度の負荷をかけた筋トレを、5分だけでもやってみて。

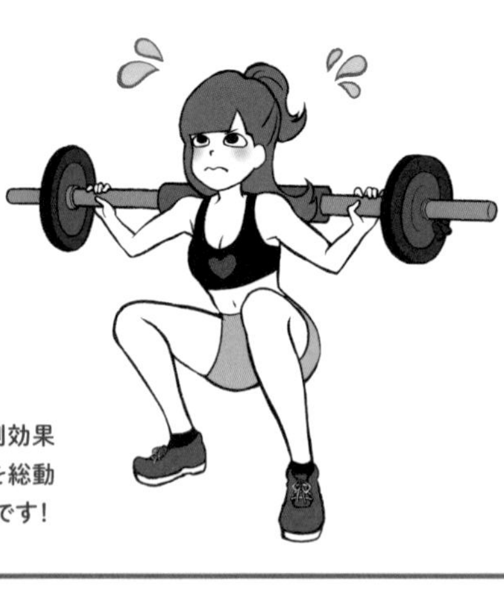

有酸素運動や軽い負荷の筋トレだと食欲抑制効果はあまり得られません。下半身の大きな筋肉を総動員させるスクワットを高負荷で行うのが効果的です！

レシピ編
1

パート3

レンチン3分!
朝食オートミール
バリエ7

朝食をしっかりとることはダイエット成功の鍵。
朝食の主役は食物繊維たっぷりのオートミール!
苦手な人はおにぎりバリエもあるよ!

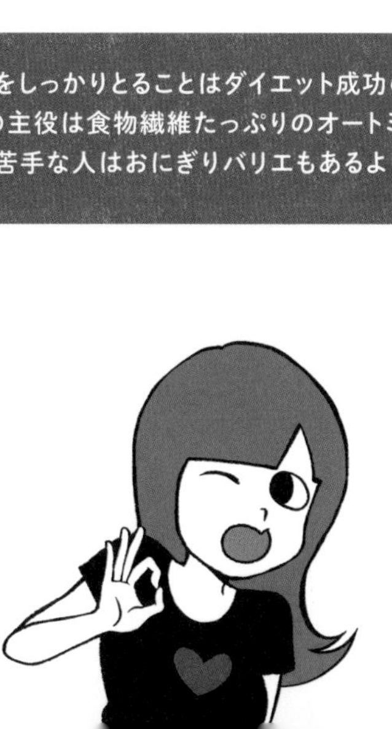

これで完ぺき！
＋
ゆでたまご
＋
低脂肪牛乳

おいしくて腹持ちよし！

オートミールのトマトリゾット

トマトを丸ごとのせてチンするだけ。とろりめちゃうま、酸味がとってもさわやかです。
私は最後に黒こしょうを必ずひと振り！　味のアクセントになります。

1人分
154 kcal

材料（1人分）

オートミール …30g（約大さじ5）
トマト ……………………… 中1個
コンソメ（顆粒）……… 小さじ1/2
黒こしょう ………………… 適量

※とろけるチーズを少しのせてチンすると、
トマトドリア風にもなります！

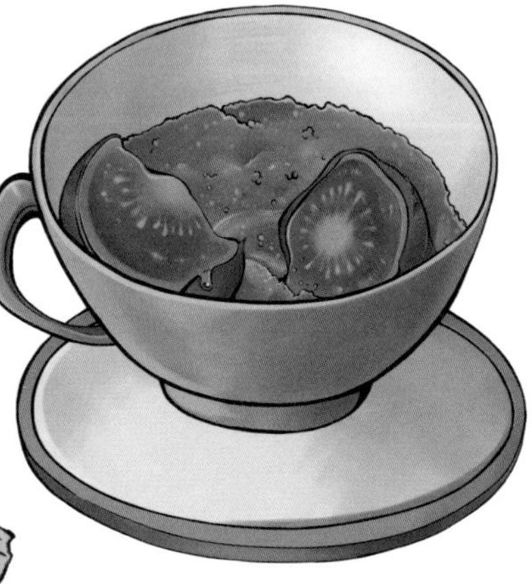

1 入れる

耐熱皿にオートミールを入れる。

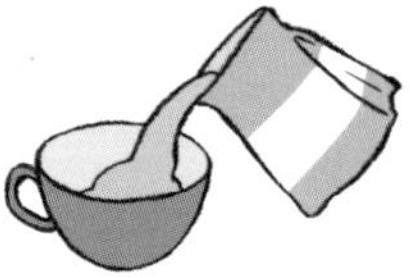

2 レンチン

包丁の先端を使ってトマトのヘタをくり抜き、ヘタ側を下に向けて、オートミールの上にのせ、電子レンジで4分加熱する。

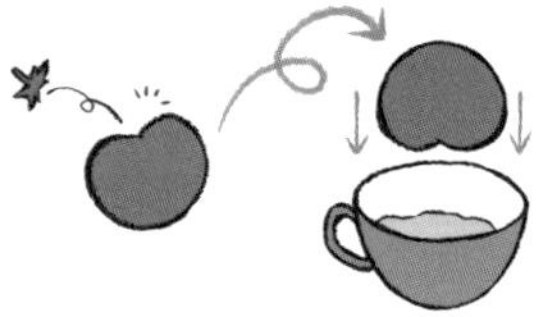

3 仕上げる

スプーンでトマトを粗くつぶし、コンソメを加えてオートミールと混ぜ合わせ、黒こしょうを振る。

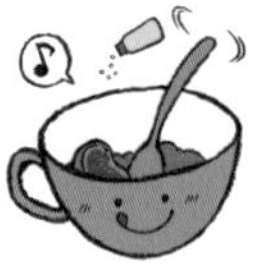

Dietアドバイス

トマトのダイエット成分は、強い抗酸化力を持つリコピンです。血流をよくして代謝もアップ、脂肪燃焼効果が高まって太りにくい体に。リコピンは加熱すると吸収が高まるので、生で食べるよりも加熱するほうが〇。

レンチン

これで完ぺき！
＋
低脂肪牛乳
※レシピでたまごを使用するので、ゆでたまごはなし

ごはんみたい！

オートミールのカップオムライス

フライパンなしでオムライスのできあがり！　たまごはふわふわ、オートミールはやわらかめに炊いたごはんの食感！　硬めが好きなら水はやや少なめにしてね。

材料（1人分）

	オートミール	30g（約大さじ5）
	溶きたまご	1個分
A	ケチャップ	大さじ1/2
A	コンソメ（顆粒）	小さじ1/2
A	塩・こしょう	各少々

1人分
204 kcal

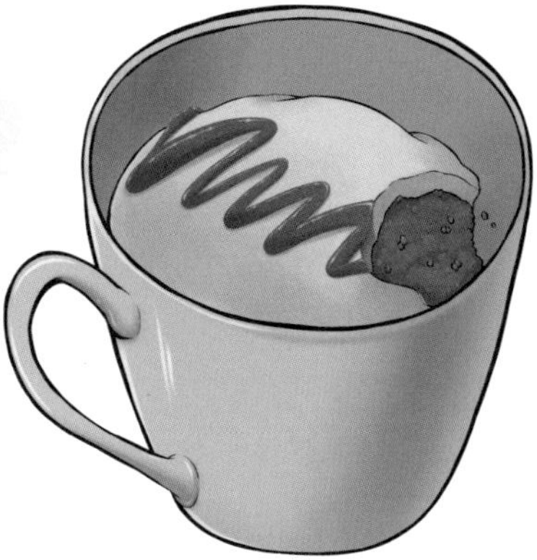

1 混ぜてレンチン

深めの耐熱カップにオートミールと水大さじ4を入れて混ぜ合わせ、電子レンジで1分加熱する。

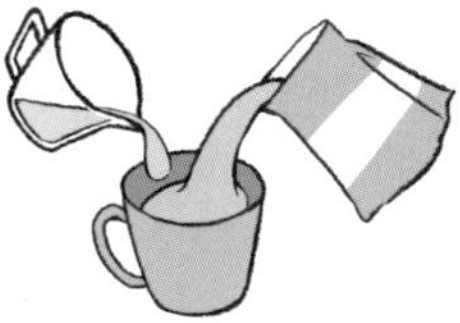

2 さらにレンチン

❶をレンジから取り出し、炊いたごはんくらいの硬さになるまでスプーンで混ぜ、Ⓐを加えてさらに混ぜ合わせる。溶きたまごをかけ、ラップをふんわりとかけ、電子レンジで1分加熱する。

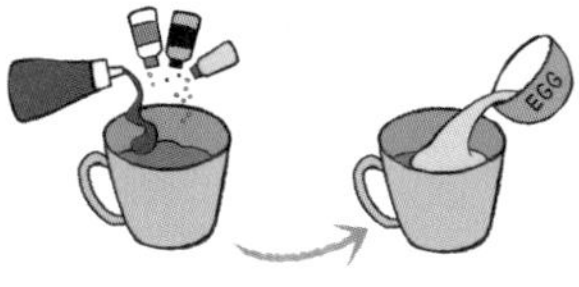

3 仕上げる

お好みで、ケチャップ（分量外）をかけていただく。

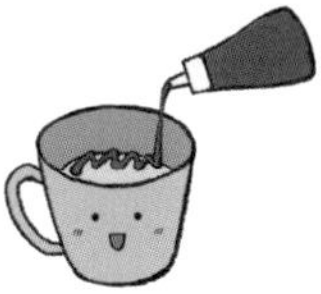

Dietアドバイス

早食いは食べすぎのもと。ひと口30回噛むのがのぞましいとされますが、数えるのは面倒ですよね。オススメはいつもより5回多く噛むことを意識すること。たくさん噛むのが苦手なら、ひと口の量を少なくしてみて。

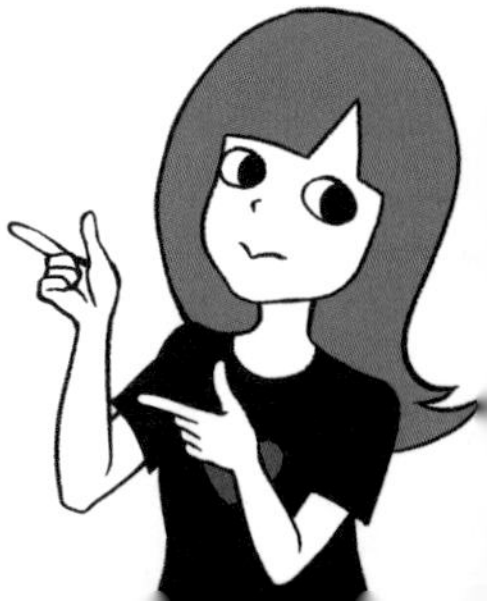

レンチン

Morning

これで完ぺき！

＋
低脂肪牛乳
※レシピでたまごを使用するので、ゆでたまごはなし

わかめの香りがふわり♡

ふわふわたまごの中華風雑炊

もっちりとした雑炊風レシピ。オートミールが水分を吸って増えるので食べ応えがあります！　水の量を調整してお好みの食感にしてね。

1人分
197 kcal

材料（1人分）

オートミール……30g（約大さじ5）
溶きたまご……1個分
乾燥わかめ……ひとつまみ
鶏がらスープのもと（顆粒）…小さじ1
こしょう……適量

※水分多めのおかゆ風にしたい人は水を250mℓくらいに増やして、加熱時間を少し長めにしてみて。

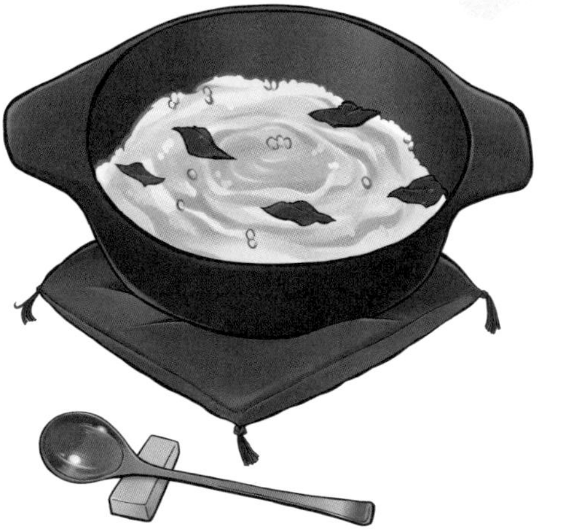

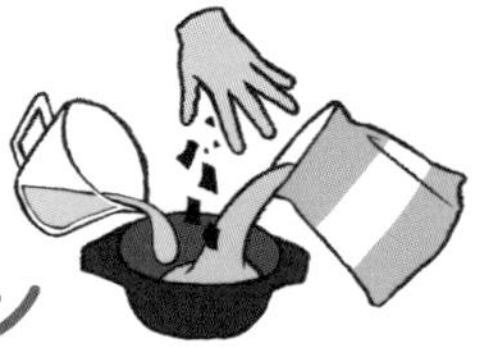

1 レンチン

耐熱皿にオートミール、水150mℓ、わかめを入れ、電子レンジで1分加熱する。量が増えるので耐熱皿は少し大きめのものを選ぶとよい。

2 混ぜてレンチン

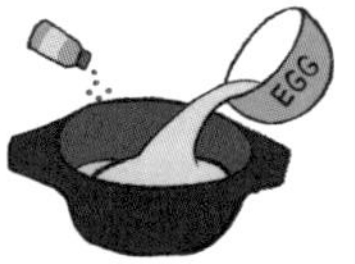

❶をレンジから取り出し、鶏がらスープのもとを混ぜ合わせ、溶きたまごを加えて、電子レンジで1分半加熱する。

3 仕上げる

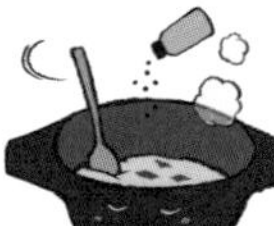

こしょうを振り、軽く混ぜ合わせる。

Dietアドバイス

わかめは食物繊維やカリウムが豊富です！　食物繊維が腸内環境を整えて、カリウムは老廃物や余分な塩分などを排出してデトックス。むくみや便秘を解消してすっきりボディになれますよ！

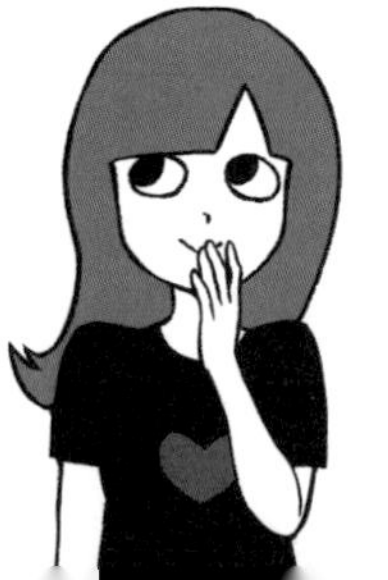

お湯を注ぐだけ

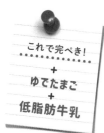

これで完ぺき！
＋
ゆでたまご
＋
低脂肪牛乳

インスタントみそ汁で！

オートミールの即席和風おじや

お湯を注ぐだけなので、本書のオートミールレシピ中、一番ラクで食べやすい！
オートミールとみそは相性もいいですよ。ボリュームもたっぷり！

材料（1人分）

オートミール ………… 30g（約大さじ5）
インスタントみそ汁のもと ……… 1人分
お湯 ………………………………… 150㎖

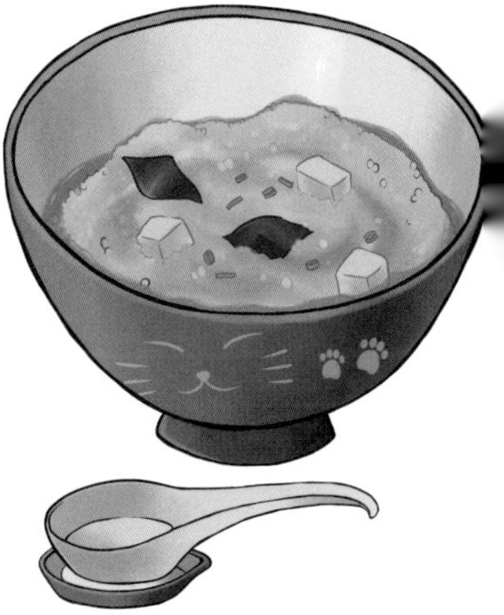

1人分
140 kcal

1 入れる

器にオートミール、インスタントみそ汁のもとを入れる。

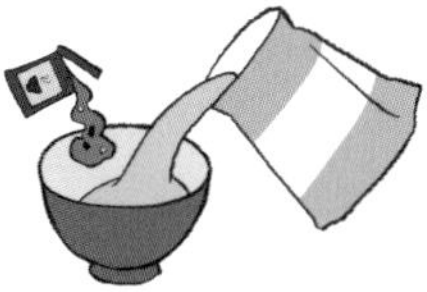

2 混ぜ合わせる

❶にお湯を注ぎ、混ぜ合わせたら完成。

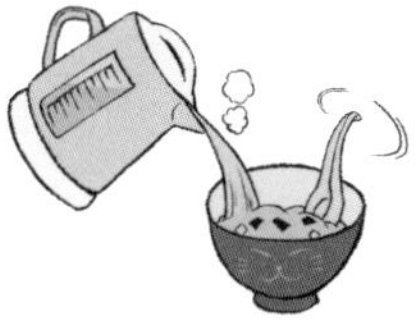

インスタントのおみそ汁でもしっかり栄養はとれます！
残りものの手作りみそ汁を使用してもOK。

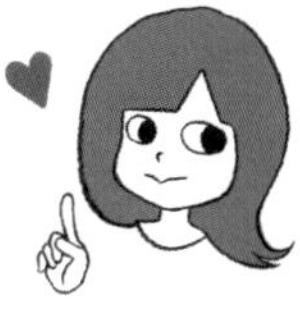

Dietアドバイス

みそやしょうゆは体にいい発酵食品ですが塩分のとりすぎには注意して。みそ汁は具沢山にすればみそを控えめにできます。また、漬けだれなどに使うしょうゆは、お酢やレモンを多めにすると少なくてすみますよ。

これで完ぺき!
+
ゆでたまご
+
低脂肪牛乳
※レシピで低脂肪牛乳を使うので、乳製品は少なめに

一晩漬け込むだけ

オーバーナイト きな粉黒みつ

きな粉と黒みつがマッチした上品な和風スイーツ。黒みつは口どけがよく濃厚、もちもちとした食感も楽しい！　きな粉のうま味で満足感も一段とアップ。

1人分
189 kcal

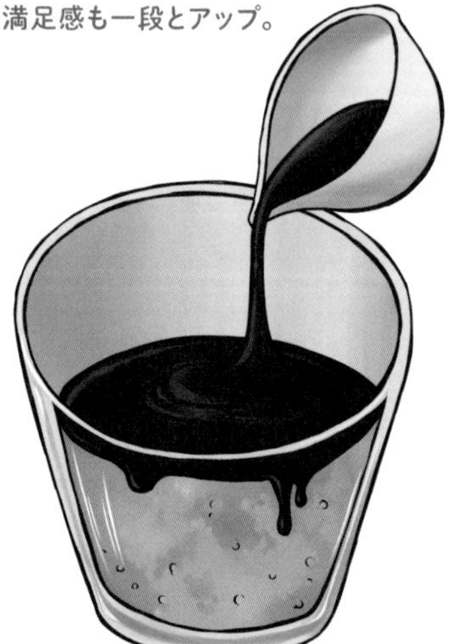

材料（1人分）

オートミール	30g（約大さじ5）
低脂肪牛乳	80mℓ
きな粉	大さじ1
黒みつ	小さじ1

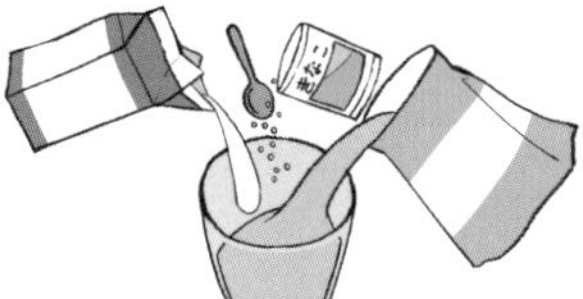

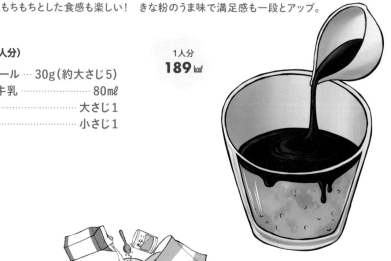

1 混ぜる

器にオートミール、牛乳、きな粉を入れて混ぜ合わせる。

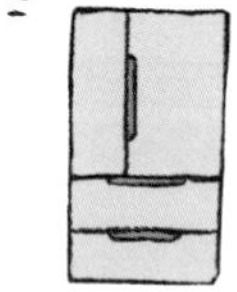

2 寝かせる

冷蔵庫で一晩寝かせる。

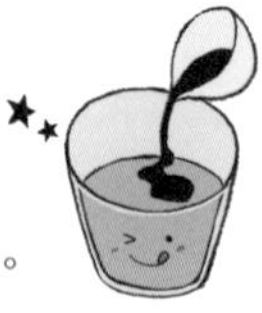

3 仕上げる

食べる直前に黒みつをかける。

Dietアドバイス

黒みつをGI値の低いオリゴ糖やアガベシロップに替えると、血糖値の上昇をゆるやかにして、よりダイエット向けレシピに！　オリゴ糖は腸内細菌の善玉菌の餌になるので、腸内環境を整える効果もあります。

これで完ぺき！
＋
ゆでたまご
※レシピでヨーグルト&低脂肪牛乳を使うので、乳製品はなし

美腸なさっぱりスイーツ！

ヨーグルト オーバーナイトオーツ

クリーミーで濃厚な食感の腸活レシピ。ヨーグルトの酸味がさわやか。
白砂糖より甘味を感じやすいはちみつを使ってミネラル豊富&ヘルシーに！

1人分
243 kcal

※ドライフルーツは含んでいません

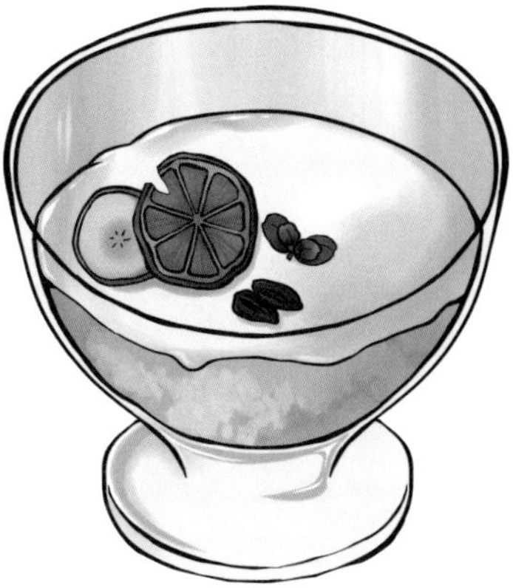

材料（1人分）

オートミール………… 30g（約大さじ5）
低脂肪牛乳………………………………… 50mℓ
プレーンヨーグルト … 大さじ7（100g）
はちみつ……………………………… 小さじ2
ドライフルーツ（お好みで）……… 適量

※ちなみに❶でドライフルーツも漬け込むと、みずみずしく戻ってまた別のおいしさを楽しめます！

1 入れる

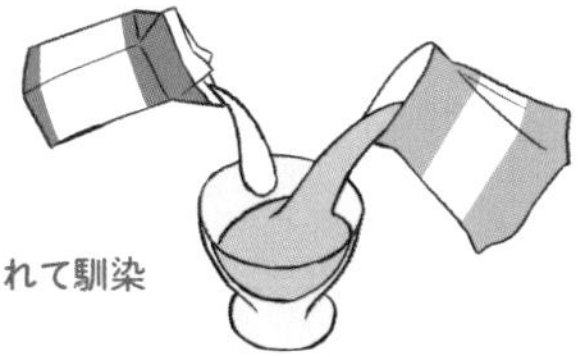

器にオートミールと牛乳を入れて馴染ませ、平らにならす。

2 寝かせる

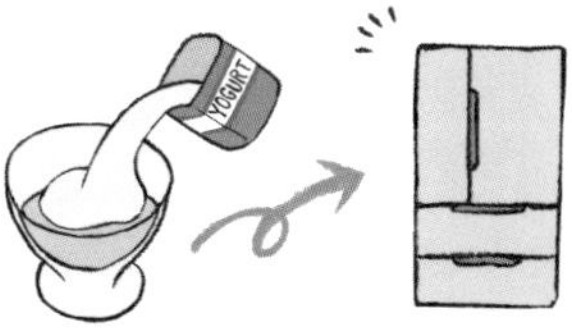

❶の上にヨーグルトをかけ、冷蔵庫で一晩寝かせる。

3 仕上げる

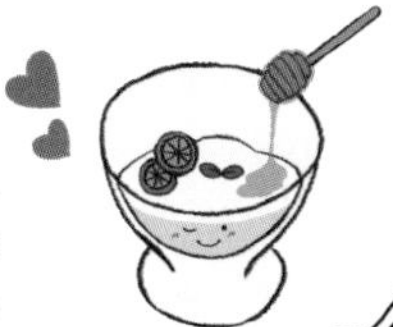

食べる直前に、はちみつをかけていただく。はちみつは混ぜ込んで寝かせるよりかけて食べるほうが少量でも甘味を感じやすくなり、ヘルシー。お好みでドライフルーツをトッピングすると、おしゃれなデザートに♡

Diet アドバイス

オートミールの食物繊維とヨーグルトの乳酸菌が腸内環境を改善。悪玉菌の働きを抑制して、脂肪燃焼を促す短鎖脂肪酸という物質が作られやすくなり“やせ腸”に変えてくれるんですよ！

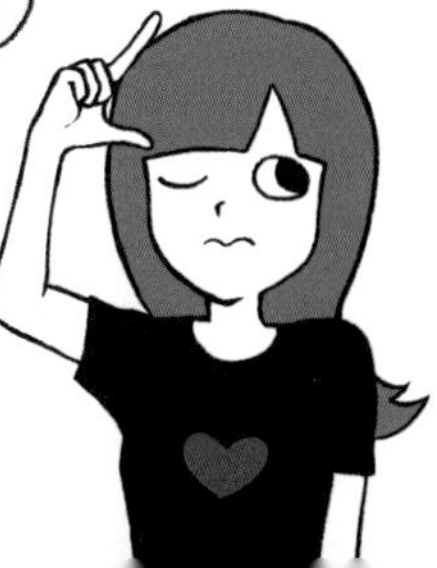

レンチン　スイーツ

これで完ぺき！
＋
ゆでたまご
＋
低脂肪牛乳
※レシピで低脂肪牛乳を使用するので、乳製品は少なめに

カリウムでむくみケア！

バナナとオートミールのミルク粥

今回のレシピの中で一番しっかり甘さを感じる一品。おやつに甘いものがほしいというときにもオススメ！　疲れた体にじわ〜っと染みわたります。

1人分
211 kcal

材料（1人分）

オートミール …… 30g（約大さじ5）
バナナ …… 1/2本
低脂肪牛乳 …… 50mℓ
はちみつ …… 小さじ1
シナモンパウダー（お好みで）…… 適量

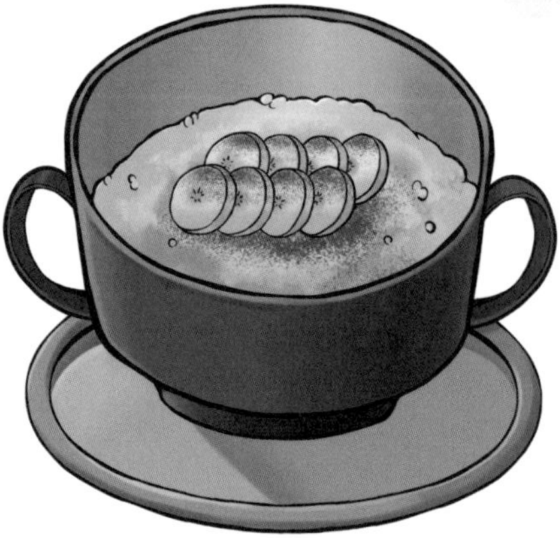

1 入れてレンチン

耐熱皿にオートミール、牛乳を入れ、バナナをちぎって加え、電子レンジで2分加熱する。

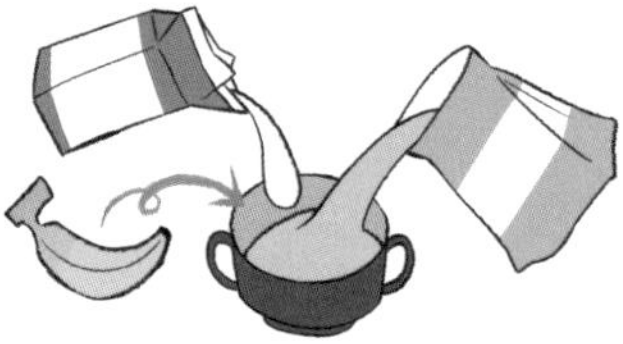

2 仕上げる

バナナをすりつぶすようにしてスプーンで混ぜ合わせ、はちみつをたらし、お好みでスライスしたバナナ（分量外）をのせ、シナモンパウダーをかける。

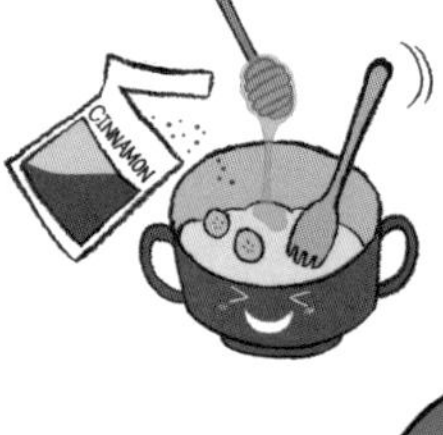

Dietアドバイス

バナナは加熱することで甘味が増すので、甘さを控えたいならはちみつを加えなくてもOK！　バナナの食物繊維とフラクトオリゴ糖が腸内環境を整えてくれ、カリウムがむくみを解消してくれます。

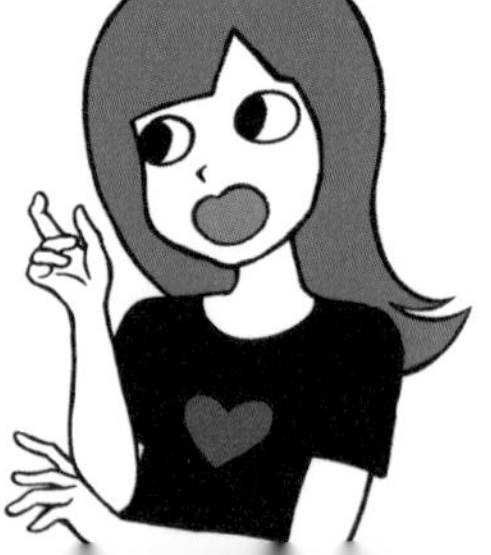

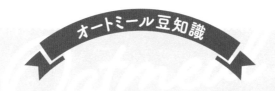

オートミール豆知識

粒の状態もいろいろで食感が違うよ

オートミールには粒が大きくしっかり粒感のあるものから、粒が細かいものまで
さまざまなタイプがあります。調理後の食感も歯応えがあるもの、
やわらかいものと違いがあるので、食べ比べて好みのものをチョイスしてね。

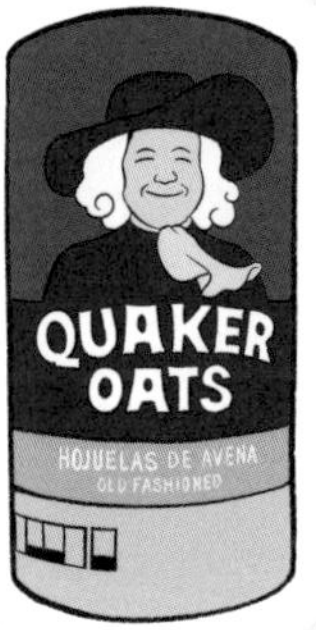

おじさんの絵が目印 粒が大きく食べ応え◎

アメリカの定番ブランド。粒が大きめでプチプチとした食感で食べやすい。レンジ調理は硬めの仕上がりに。／クエーカーオールドファッションオートミール

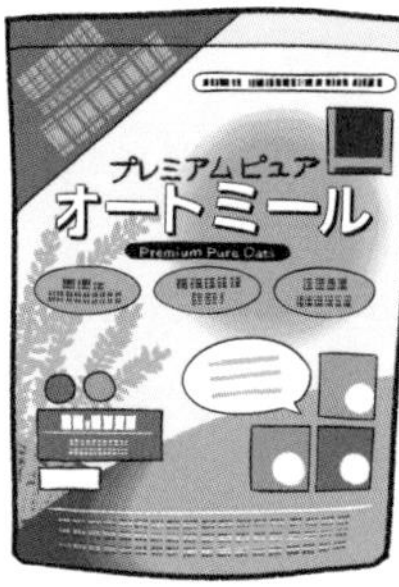

日本生まれ！ 小粒でなめらか食感

スーパーで買いやすいブランド。粒が小さくおかゆ系の食感に仕上がります。味やにおいにクセがなくアレンジしやすい！／日食プレミアムピュアオートミール

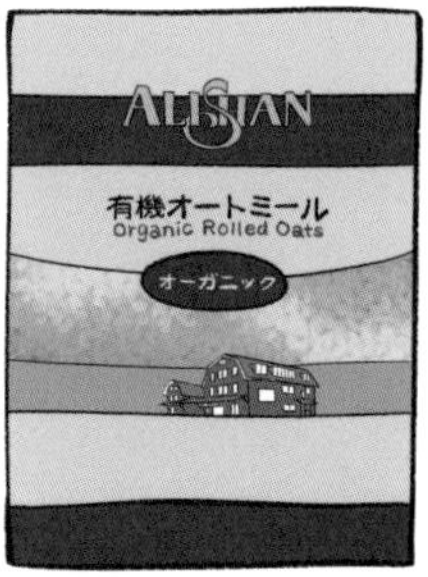

粒が残るしっかり食感 上品な麦の香りも特徴

粒はしっかり大きく、加熱しても崩れにくいので、ドロドロ系のやわらかい食感が苦手な人にオススメ。よく噛む習慣もつく。／アリサン有機オートミール

クッキーやパンケーキも作ることができる！

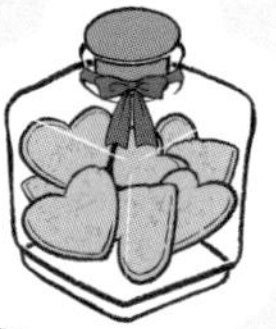

オートミールレシピに慣れてきたら、
オートミールを小麦粉代わりにして、
クッキーやマフィン、パンケーキなども作れます。
グルテンフリーで、食物繊維や鉄分が豊富なので
ヘルシーです。お菓子作りが好きな人は、
ぜひ試してみて！

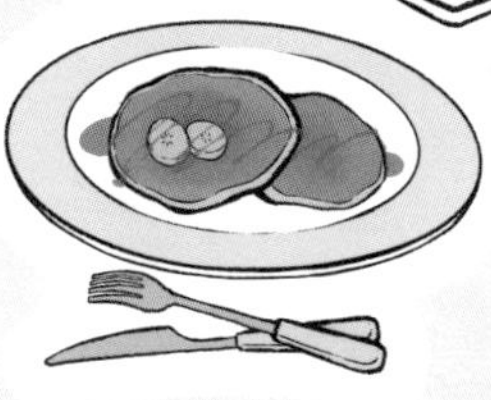

朝食はごはん派！のあなたは

デブ舌リセットおにぎり12

朝食はごはん派！なら おにぎりバリエで楽しむ

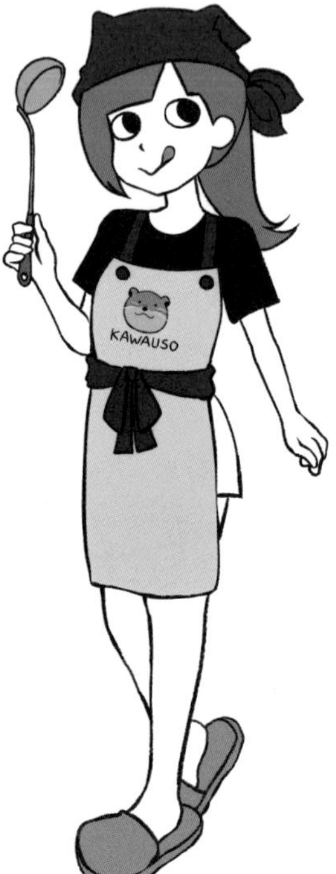

オートミールの食感がどうしても苦手…という方もいらっしゃいますよね。その場合は、朝の主食をおにぎりにしましょう。「パンはダメですか?」と聞かれますが、デブ舌リセットには、断然ごはんをオススメします。ごはんは血糖値を急激に上げないし、噛む回数も増えるし、腹持ちがいい！時間がないなら100gごはんを冷凍しておいて、朝はレンチンで食べるだけでもOKです。今回は楽しんで続けられる、おにぎりバリエを紹介します。

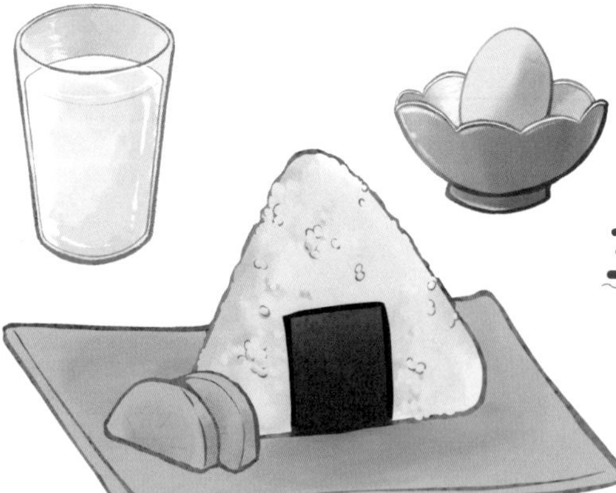

オートミールの代わりに 主食をおにぎりに！

ゆでたまごや低脂肪牛乳もつけるので、おにぎりの具に無理にたんぱく質を入れる必要はありません。ポイントはうま味がでる具材を入れること。これでうす味でも満足できるデブ舌リセットおにぎりになります。今回のレシピは塩分もほどよく入るように工夫しているので、おにぎりを握るときは塩なしで塩分を控えましょう。

Variation 1

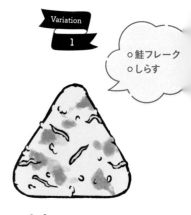

- 鮭フレーク
- しらす

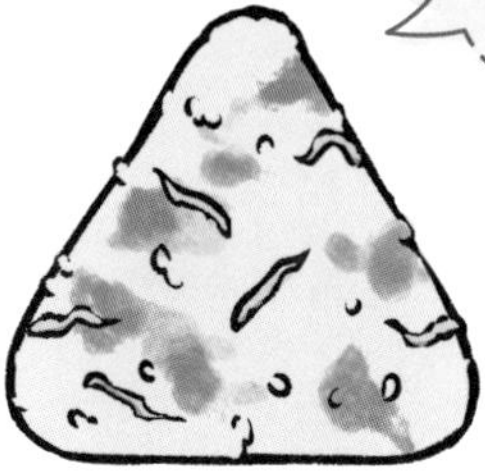

鮭しらす

たんぱく質源となる鮭と、カルシウムたっぷりのしらすの組み合わせ。しらすは貧血予防に欠かせないビタミンB_{12}も多く、女子にオススメの食材です。私も冷蔵庫には常備しています。余ったらサラダに入れればOK。

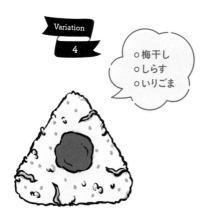

Variation 2

- 枝豆（冷凍）
- 塩こんぶ

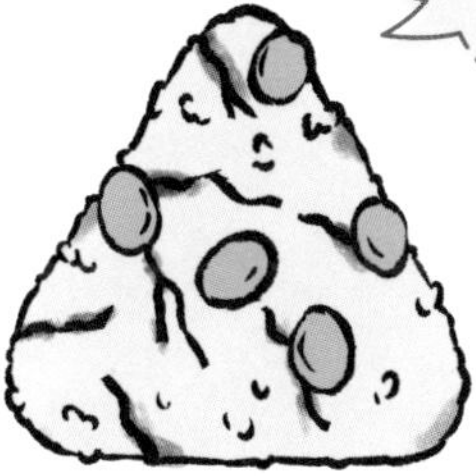

枝豆こんぶ

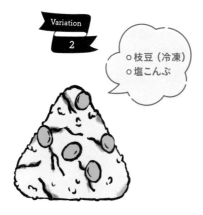

枝豆は冷凍でもOK。枝豆の緑色が鮮やかで食べるのが楽しい一品です。しかも枝豆には女子に嬉しい食物繊維や鉄分がたっぷり。しっかり噛んで昆布のうま味を感じてね。塩こんぶは減塩タイプを使ってもいいですね。

Variation 3

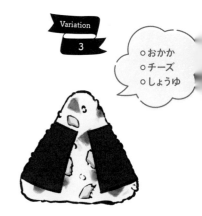

- おかか
- チーズ
- しょうゆ

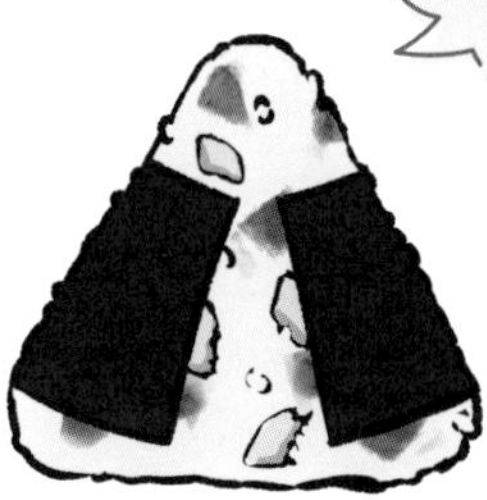

チーズおかか

おかかのイノシン酸と、チーズのグルタミン酸の相乗効果でうま味たっぷり！　うす味で満足できるデブ舌リセット効果大の組み合わせ。チーズのオススメは低脂肪のモッツァレラ。スライス１枚（20g弱）をちぎって投入！

Variation 4

- 梅干し
- しらす
- いりごま

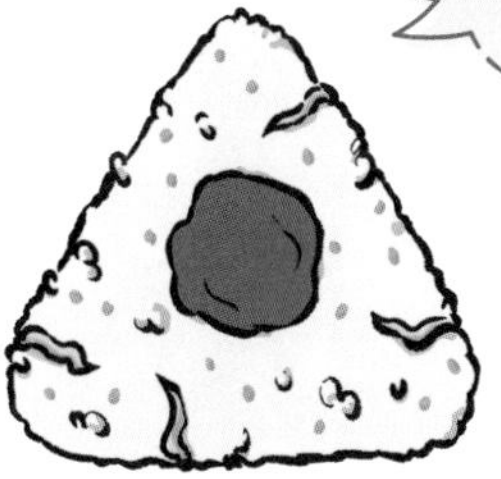

梅ごましらす

梅干しは私の常備品。酸味があってゆっくり食べられるので満足感を得やすいデブ舌リセット食材です。梅干しのクエン酸が、脂肪燃焼効果をアップ、カルシウムの吸収をよくする働きもあるので、しらすとの相性も○。

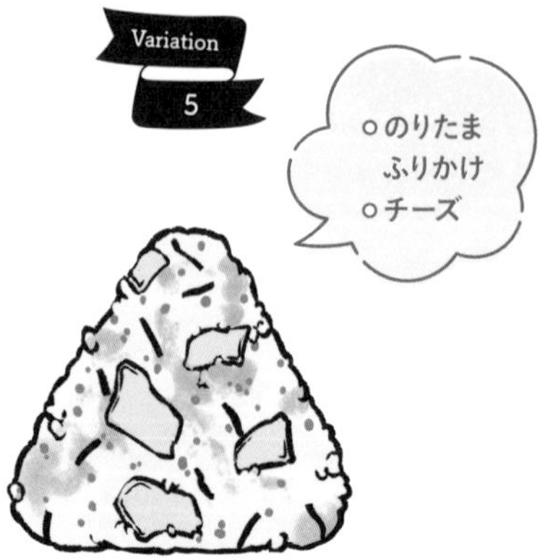

のりたまチーズ

ダイエット中でもたまにはこんなジャンクな味も♡　チーズはカロリーは高めですが、低GI食品だし、高たんぱくでうま味もあって腹持ちもいい!　程よい量ならOK です。せっかく食べるなら罪悪感なく楽しみましょう。

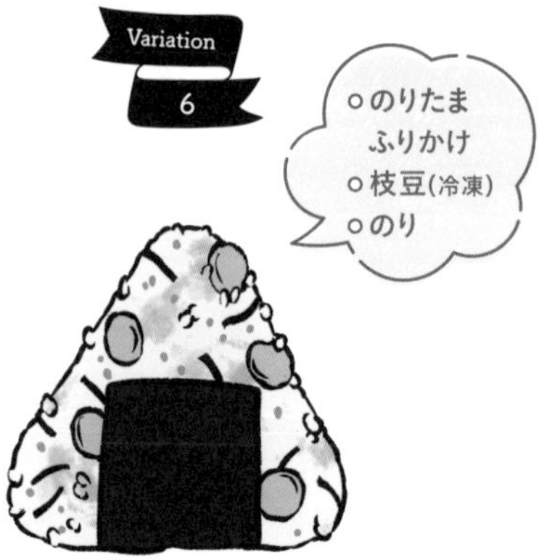
Variation
6
○のりたま
ふりかけ
○枝豆(冷凍)
○のり

枝豆のりたま

私はのりたまが大好き。ほんのり甘く、サクサクとした食感がいいですよね。この定番ふりかけと枝豆で少し大人風にアレンジ。のりは〝海の野菜〟。女子に不足しがちな鉄分などミネラルをバランスよく含みます。

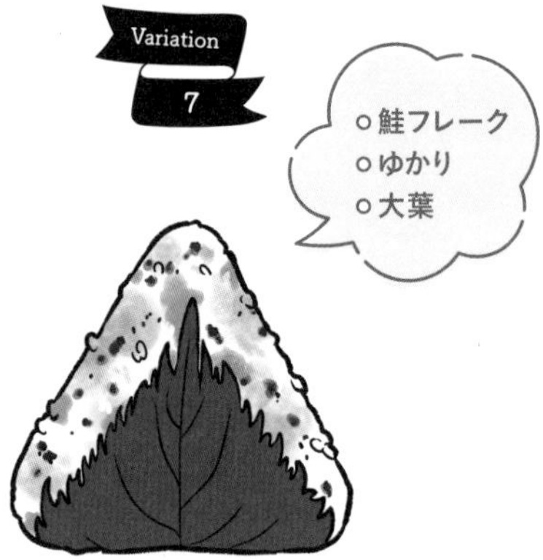
Variation
7
○鮭フレーク
○ゆかり
○大葉

鮭ゆかり

ゆかりは赤しそのふりかけです。見た目を美しくするには、混ぜすぎないこと。さっくり混ぜるくらいでOK。しそにも鮭にも抗酸化成分が含まれているから、体のサビをとって、アンチエイジング効果も期待できますよ。

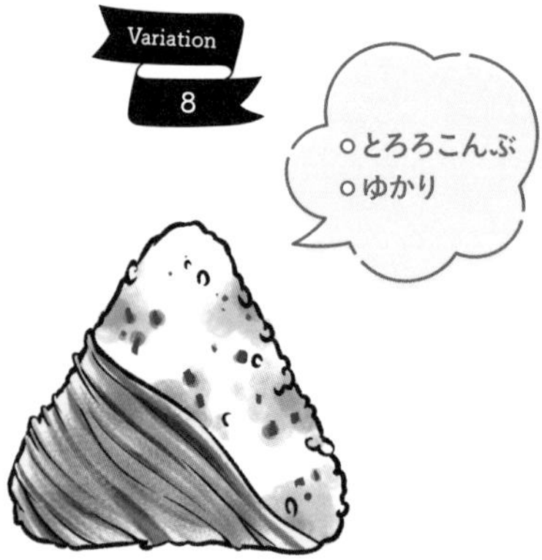
Variation
8
○とろろこんぶ
○ゆかり

ゆかりとろろこんぶ

こんぶを薄く削ったとろろこんぶ。うま味成分たっぷりのこんぶとしそのダブル風味で、満足度の高いおにぎりに♡　こんぶは食物繊維が豊富ですし、うま味成分には過食を抑える働きもあるのでダイエットの強い味方です。

Variation 9

- キムチ
- 大葉せん切り
- 韓国のり

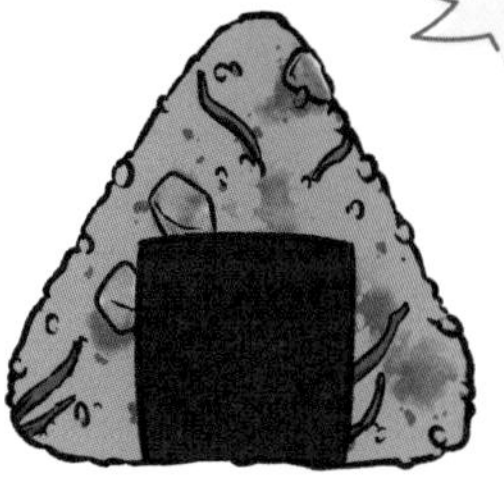

キムチおにぎり

キムチと韓国のりのヘルシーな組み合わせ。握るときの塩を使わないので、意外に塩分も抑えられます。キムチのカプサイシンが脂肪を燃焼して、やせやすい体作りをサポート！ダイエット食材としてぜひ常備して。

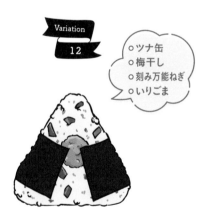

Variation 10

- キムチ
- チーズ
- 韓国のり

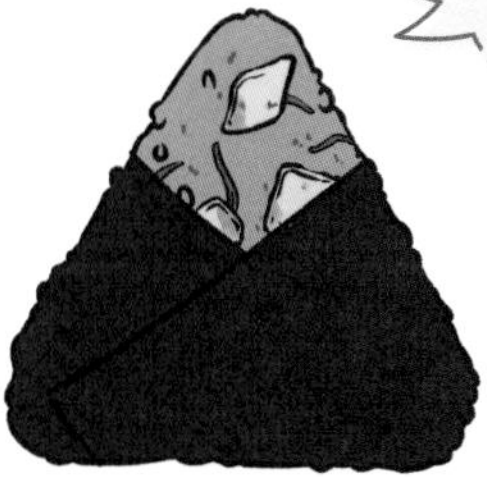

チーズキムチ

チーズもキムチも発酵食品。ガツンとうまい美腸おにぎりです。韓国のりがないときは、焼きのりに薄くごま油を塗って塩少々を振れば、即席韓国のりのできあがり。フライパンで両面を焼けば香ばしさがアップします。

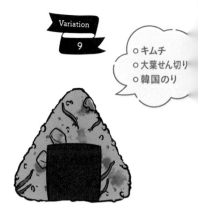

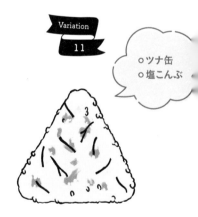

Variation 11

- ツナ缶
- 塩こんぶ

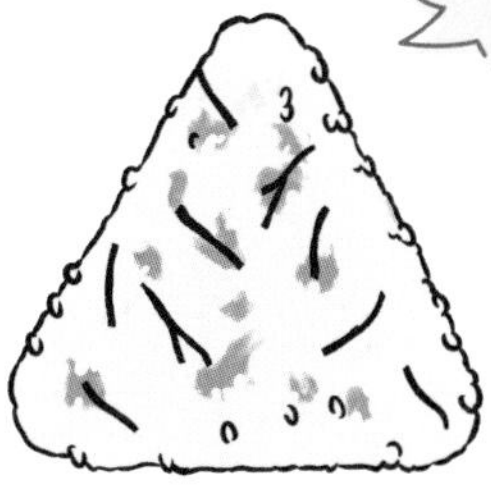

ツナ塩こんぶ

マヨネーズなしのツナおにぎり。ツナ缶はスーパーノンオイルを使って脂質を最大限カットし、1/4缶（70g）を目安に使いましょう。塩こんぶでうま味と塩分がプラスされるので、物足りなさは感じません！

Variation 12

- ツナ缶
- 梅干し
- 刻み万能ねぎ
- いりごま

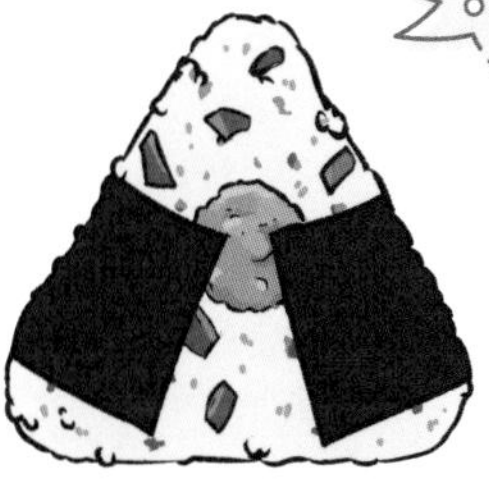

梅ねぎツナ

スーパーノンオイルのツナ缶を使ったヘルシーおにぎりですが、梅の酸味、ねぎの香り、ごまのコクがプラスされるのでお腹は大満足！ねぎの辛味成分には、血流をよくして代謝をアップする働きがあるので、多めに入れても。

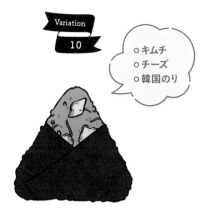

Column-3

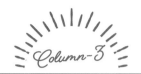

小さい目標を立てて クリアしていこう

大きな目標にとらわれすぎないほうが 結局ダイエットが成功する

　ダイエット中は、日々の体重の増減に一喜一憂する人が多いのではないでしょうか。でも実はダイエットが成功する目標の立て方にはコツがあるのです。

　まずは、「5kgやせる！」など大きな目標を立てましょう。そして、それを達成するための小さな目標をブレイクダウンして設定します。例えば、必ず朝食をとる、甘いドリンクは飲まないなど、「これならできそう」と思える、具体的で小さな目標です。そしてこれをひとつずつクリアしていきます。

　大きな最終目標だけをゴールにしてしまうと、達成するまでに時間がかかるので、挫折しやすくなります。小さい目標のクリアを重ねることで、自信がついて、やる気をキープできるのです。

　それでもなかなか結果がでない……ときは食事をスマホで撮影して振り返ってみましょう。客観視することで、おやつをとりすぎていたなど、見落としていたことに気づけますよ。

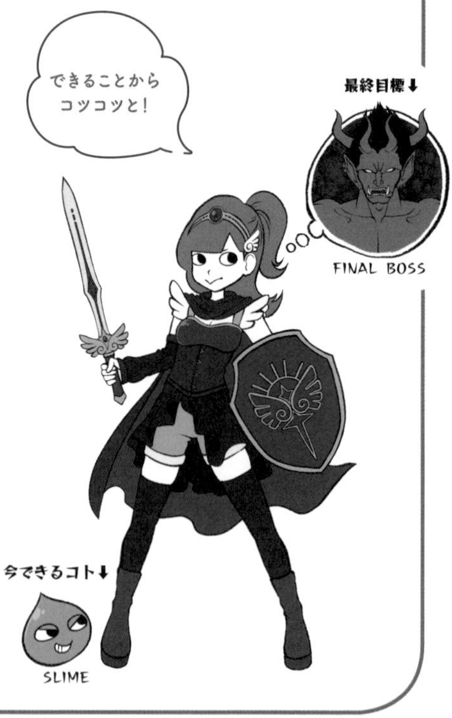
できることから
コツコツと！
最終目標↓
FINAL BOSS
今できるコト↓
SLIME

RPGでもいろいろな敵とのバトルをクリアし、少しずつ自分を強くして最後にラスボスとの闘いに勝ちますよね。ダイエットも小さな目標クリアを積み重ねることが結局近道です！

Part-4

レシピ編
2

パート4

簡単おいしい! ローファット夜おかず

お刺身は混ぜるだけ、鮭缶、サバ缶、焼きとり缶を使ってレンチン…
手間なし、時短のレシピのみを紹介!
おかずもローファットだからしっかり量を食べられるのが嬉しい!

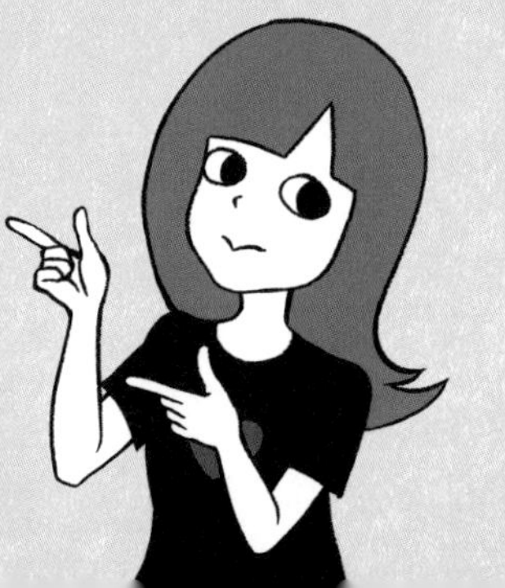

Night

たれがポイントのマグロユッケ丼

＼ピリ辛韓国風のおいしい漬け丼が簡単に！／

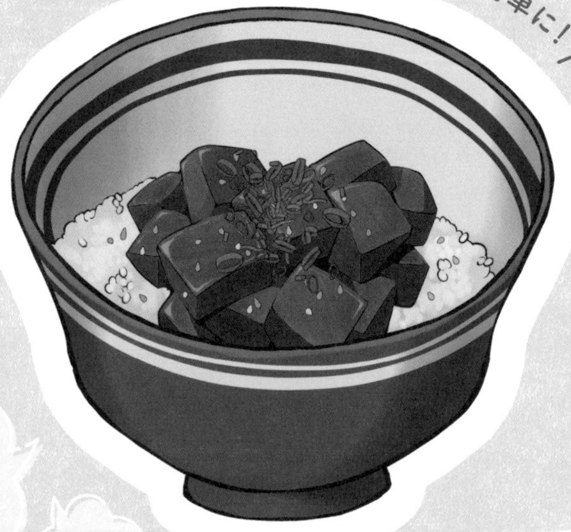

1人分
334 kcal

たんぱく質
21.8 g

これで完ぺき！

＋
納豆
＋
みそ汁

※レシピで使うのでごはんはなし

マグロの赤身を韓国風だれに漬けるだけでコクとうま味がアップ！
しそを添えたり、たまごの黄身をトッピングするのもオススメです。
マグロの赤身は低カロリーで高たんぱく質なので、
ダイエット中には積極的に活用したい食材です。
他の白身のお刺身や脂少なめのサーモンでもおいしいです。
コチュジャンがない場合は、みそ+しょうゆ+砂糖で
和風漬けにしてもおいしいです！

Tuna Yukhoe

材料（1人分）

マグロ赤身（刺身用）……70g
ごはん……100g
【コチュジャンだれ】
- ごま油……大さじ1/2
- コチュジャン……小さじ1
- しょうゆ……小さじ1/2
- レモン汁……小さじ1/2
- おろしにんにく（チューブ）……適量

刻みねぎなどの薬味（あれば）……適量

※コチュジャンがないときは、みそ小さじ1/2＋砂糖小さじ1/2弱に替える

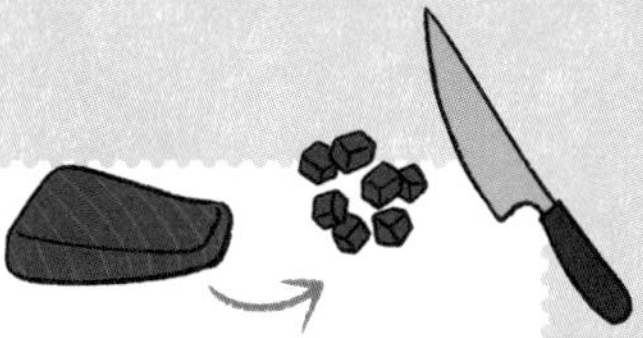

1 切る

マグロはひと口大に切る。切り分けられているお刺身の場合も、半分くらいにしたほうが食べやすい。

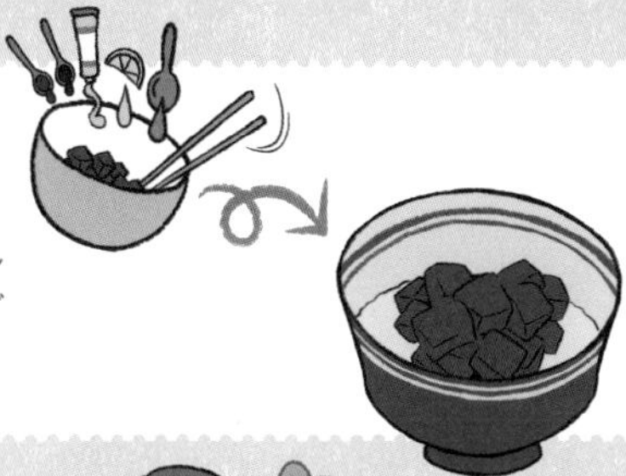

2 仕上げる

マグロをコチュジャンだれと一緒にボウルに入れて和える。器にごはんを盛り、マグロをのせ、好みで薬味を散らす。

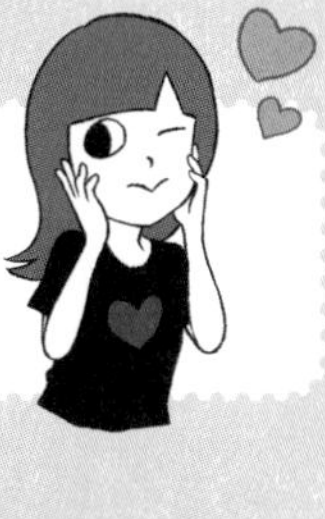

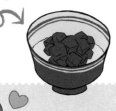

レシピのままでもおいしいけど、時間があれば、マグロとたれを合わせたあと、20分ほど冷蔵庫で漬けておくと、もっとおいしくなるよ！

Dietアドバイス

ダイエット中OKな魚は、マグロの赤身のほか、脂の少ないタイやヒラメなどの白身魚、鉄分が多く代謝を高めるタウリン豊富な貝類もダイエット向きです。逆に避けたい魚は、トロやブリなど脂がのっているもの。

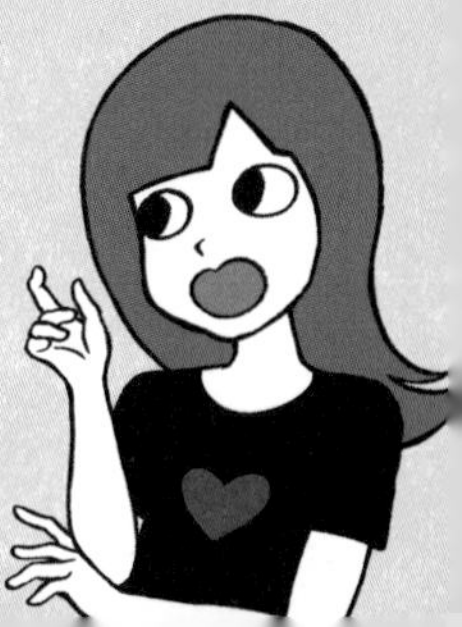

Night

アボカドサーモン茶漬け

サーモンにアボカドのコクがプラスされて美味♡

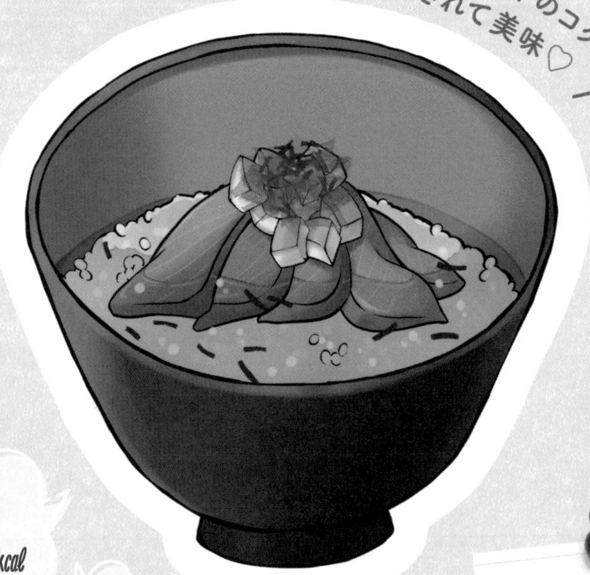

1人分
419 kcal

たんぱく質
18.3 g

これで完ぺき!

+
納豆
+
みそ汁

※レシピで使うのでごはんはなし。お茶漬けなので、みそ汁をサラダに替えてもOK

簡単でおいしくて、「ダイエット食なんて信じられない！」とSNSでも大反響のレシピです。私も時間がないときや、夕食が夜遅くになってしまうときによく作ります！
アボカドはカロリーが高いイメージがあるかもしれませんが、1/4個くらい料理に使うと、しっとりしたコクとうま味が加わって満足度がアップするので、実はダイエットにオススメの食材です。ビタミンEでアンチエイジング効果も大！

Avocado Salmon

材料（1人分）

サーモン（刺身用）……… 70g
アボカド……… 1/4個
ごはん……… 100g
お茶漬けのもと……… 1袋

1 切る

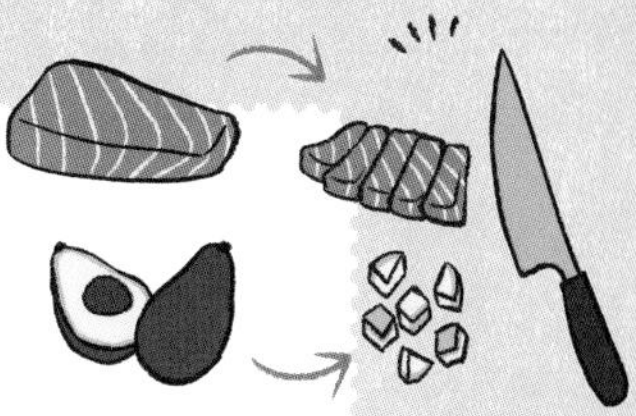

アボカドは種をとり皮をむき、食べやすい大きさに切る。
サーモンも食べやすい大きさに切る。

2 仕上げる

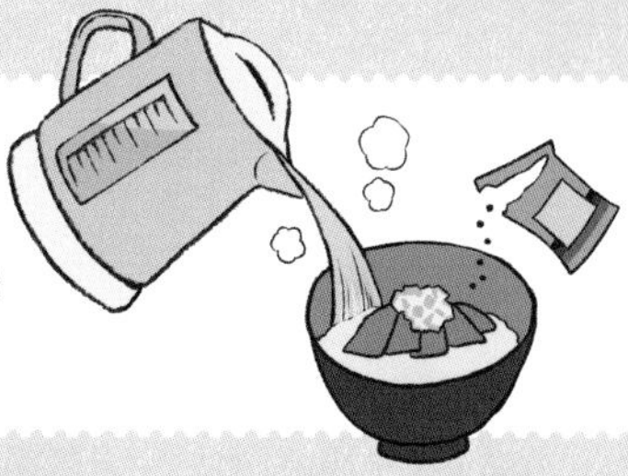

器にごはんを盛り、サーモンとアボカドをのせてお茶漬けのもとをかけ、お湯を回しかけていただく。

市販のお茶漬けのもとは実は塩分が多め。塩分量が気になる人は、家にあるものでだし茶漬けを作れます。分量は下記を参考にしてみて！

しょうゆ……… 小さじ1/2
和風顆粒だし……… 小さじ1/2
のり……… 2枚
いりごま（お好みで）……… 適量

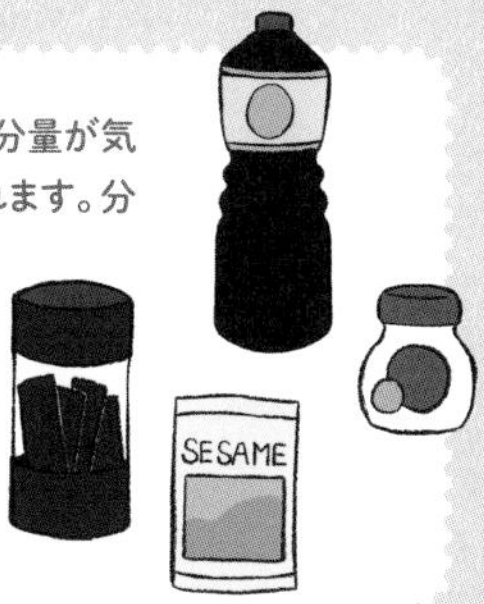

Dietアドバイス

サーモン刺身は脂肪の多いものから少ないものまで出回っているので、脂肪が少ないものを選んでください。お値段もリーズナブルです。赤い色素成分・アスタキサンチンは、体脂肪の燃焼を助ける抗酸化成分です。

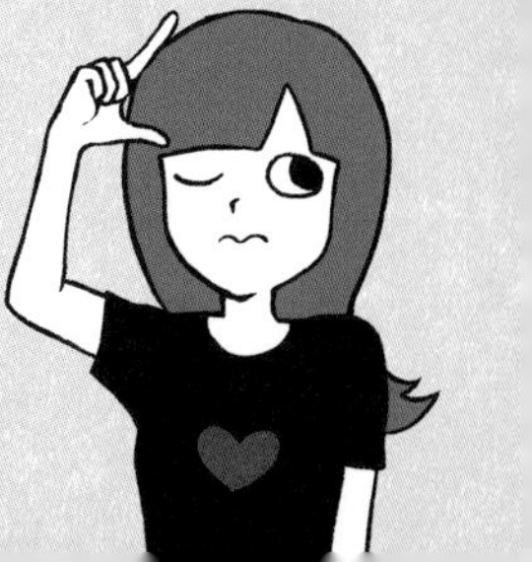

缶詰 レンチン

Night

サバ缶としめじのほの甘蒸し

万人受けする
やさしい甘味♡

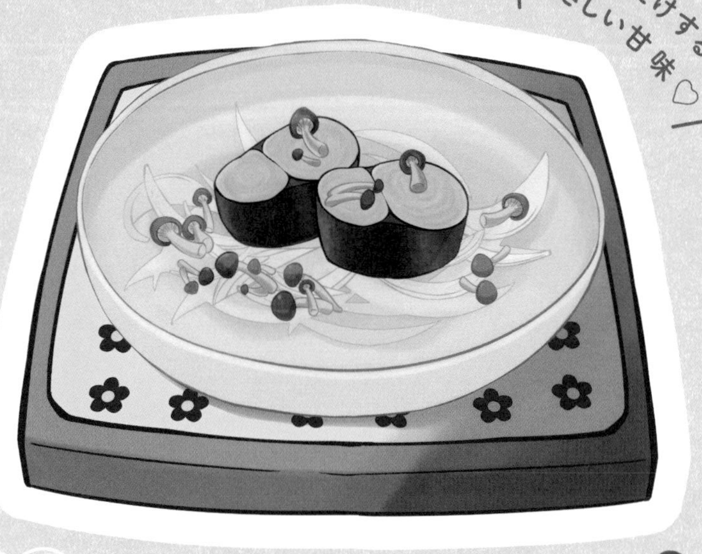

1人分
312 kcal

たんぱく質
28.3 g

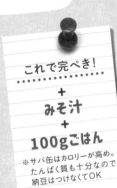

これで完ぺき!

\+
みそ汁
\+
100gごはん

※サバ缶はカロリーが高め。
たんぱく質も十分なので
納豆はつけなくてOK

このサバ缶レシピは、私のイチオシ!
上品な蒸しもの風の和風レシピです。
しっとりほのかな甘味が満足感を高めます。きのこは
低カロリーで食物繊維が多く腹持ちがいいので、増量したり、
ほかのきのこをプラスするなど、かさ増ししてもよいですね。
きのこに含まれるビタミンDは骨作りのほか、
きれいにやせるために欠かせない筋肉作りもサポート!

Saba-Can

材料（1人分）

サバ水煮缶 ………… 1缶（約150g）
たまねぎ ………… 中1/2個
しめじ ………… 1/3パック
Ⓐ めんつゆ（3倍濃縮）………… 大さじ1と1/2
Ⓐ 酢 ………… 大さじ1/2
Ⓐ はちみつ ………… 小さじ1/2

※はちみつがないときは砂糖小さじ1と1/2に替える

1 切ってレンチン

たまねぎは薄切りにして耐熱皿に入れ、ラップをかけて電子レンジで2分加熱する。Ⓐを混ぜ合わせておく。

2 加えてレンチン

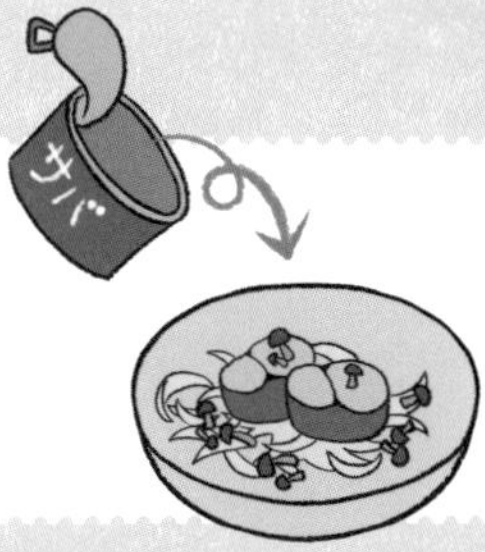

❶のたまねぎの上に、汁をきったサバ缶、小房に分けたしめじをのせて電子レンジで2分加熱する。

3 仕上げる

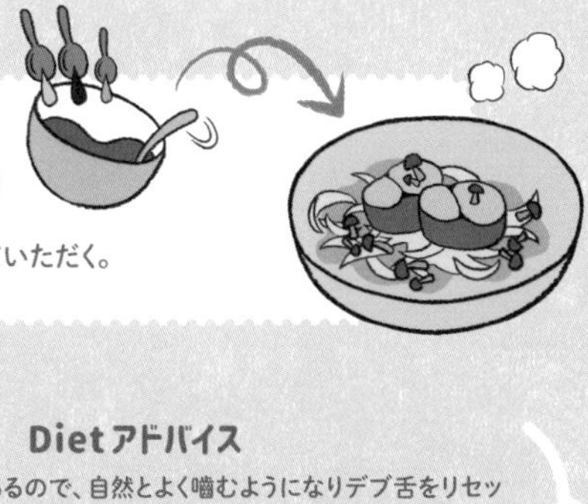

温かいうちにⒶをかけていただく。

Dietアドバイス

きのこは噛み応えがあるので、自然とよく噛むようになりデブ舌をリセット！　脂肪の吸収を抑える働きを持つキノコキトサン、糖質と脂質の代謝に欠かせないビタミンB群も豊富です。

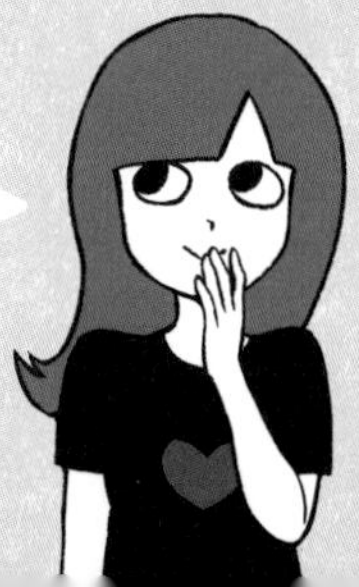

缶詰　レンチン

Night

鮭缶とミニトマトのさっぱり和え

トマトと鮭はうま味が増す
最強の組み合わせ！

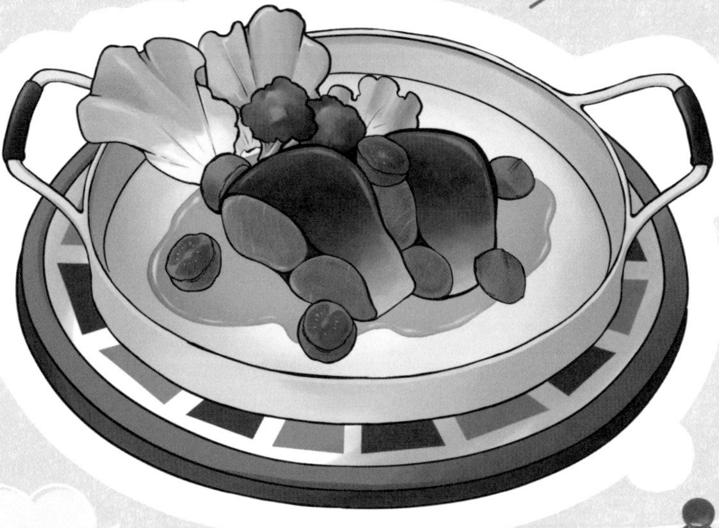

1人分
296 kcal

たんぱく質
27.1 g

これで完ぺき！

\+
みそ汁
\+
100gごはん

※鮭缶はカロリーが高め。たんぱく質も十分なので納豆はつけなくてOK

ダイエットにはサバ缶！と思っている人も多いけど、
実は鮭缶のほうがより低糖質＆低脂質でヘルシーなんです。
さらに、体にいい脂質のDHAやEPAはもちろん、抗酸化作用や
免疫力アップで注目されているアスタキサンチンやカルシウムが豊富。
このレシピはトマトのうま味も重なり合ってとっても美味！
酸味を上手に活用してうす味にシフトしてデブ舌をリセットします。
もちろん鮭缶をサバ缶に替えてもおいしくいただけますよ！

Sake-Can

材料（1人分）

	鮭水煮缶	1缶（約150g）
	ミニトマト	6～8個
	黒こしょう	適量
Ⓐ	しょうゆ	大さじ1/2
Ⓐ	オリーブオイル	大さじ1/2
Ⓐ	酢	小さじ2
Ⓐ	おろしにんにく（チューブ）	小さじ1

1 切って合わせる

ミニトマトを半分に切り、Ⓐを合わせておく。
鮭水煮缶の缶汁をきって耐熱皿にのせる。

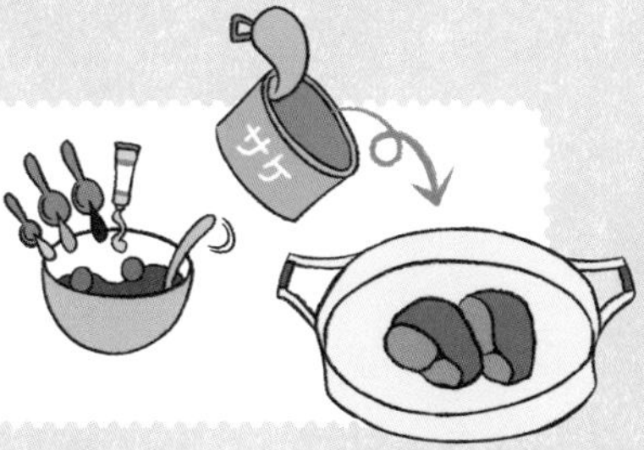

2 レンチン

鮭の上にミニトマトとたれをかけ、
電子レンジで1分加熱する。

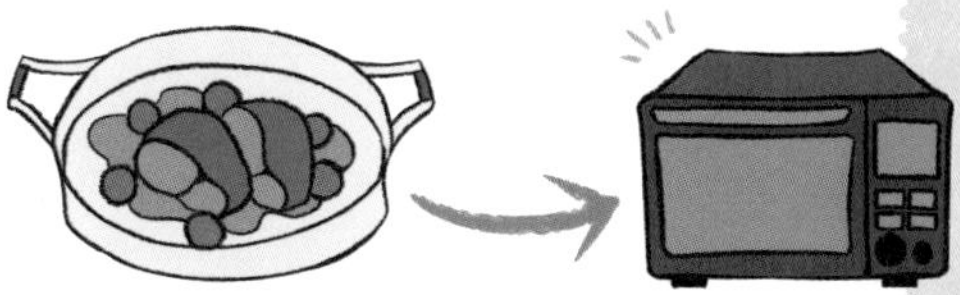

3 仕上げる

黒こしょうを振る。

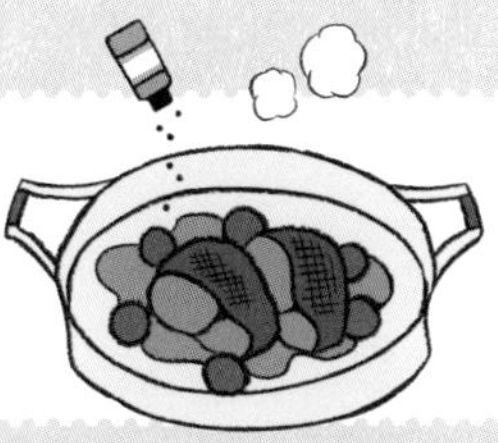

Dietアドバイス

DHA・EPAがダイエットにいいのは、中性脂肪や血糖値を下げる働きを持っているからです。どちらも体内で作ることができない脂質なので、食べものからしっかりとりたいですね。

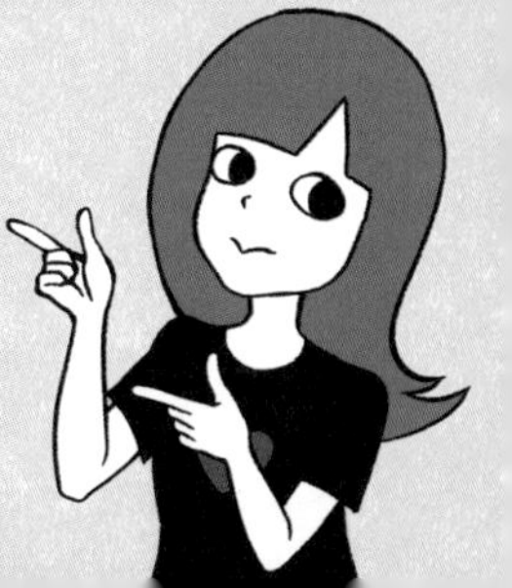

Night

鶏むね肉のしょうが焼き

あまから味の
ヘルシーしょうが焼き

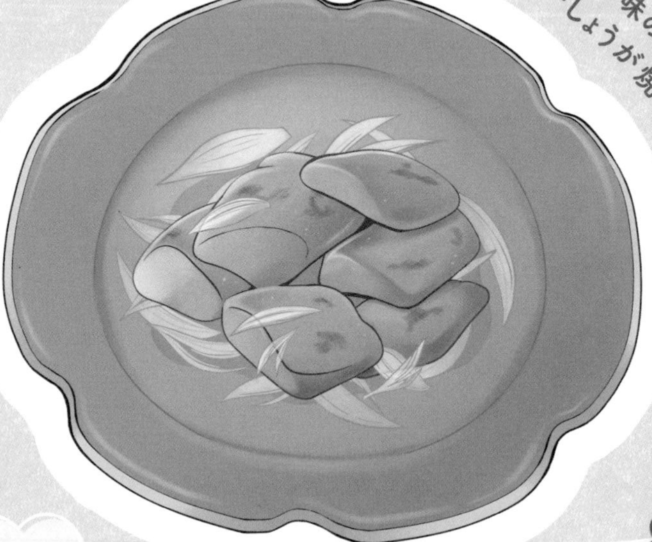

1人分
284 kcal

たんぱく質
34.4 g

これで完ぺき！
＋
みそ汁
＋
100gごはん
※たんぱく質も十分なので
納豆はつけなくてOK

高たんぱく質＆低脂肪で、食べ応えがある鶏むね肉でしょうが焼きを！　サラダチキンには飽き飽きという人にオススメです。切り方を工夫することでやわらかく仕上げられます。あまからで満足感のある味わいなのも嬉しい。ボリュームアップしたいなら、たまねぎを増やしたり、キャベツのせん切りを添えるなど野菜をプラス。しょうがの辛味成分は血行をよくして代謝もアップしてくれます！

Chicken Breast

材料（1人分）

鶏むね肉 ……………………………… 150g
たまねぎ ……………………………… 中1/2個
【しょうがだれ】
- しょうゆ ……………………… 大さじ1
- 酒 ……………………………… 大さじ1/2
- 砂糖 …………………………… 小さじ1
- おろししょうが（チューブ） ……… 小さじ2

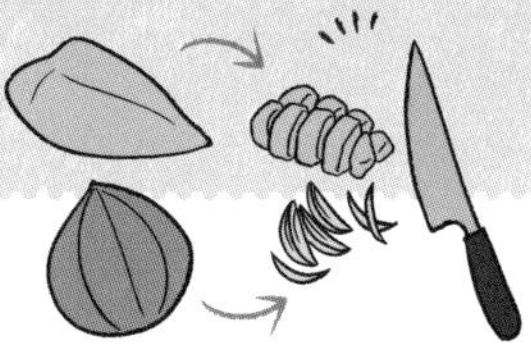

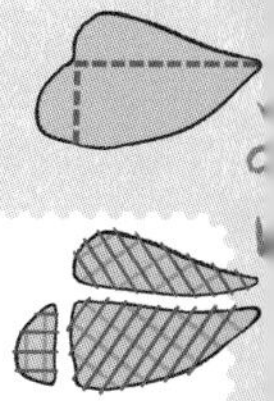

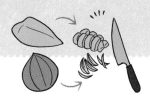

1 切る

たまねぎは薄切り、鶏肉は皮をとりひと口大に薄めのそぎ切りにする。鶏肉は繊維に対して垂直に切ると、やわらかく仕上がる。ボウルにしょうがだれを合わせておく。

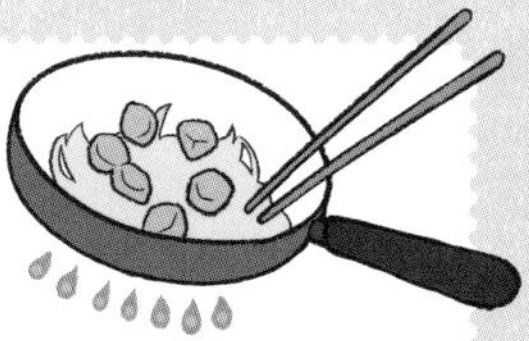

2 焼く

フッ素樹脂加工のフライパンに油をひかずに鶏肉とたまねぎを入れ、たまねぎがしんなりするまで中火で２分炒める。

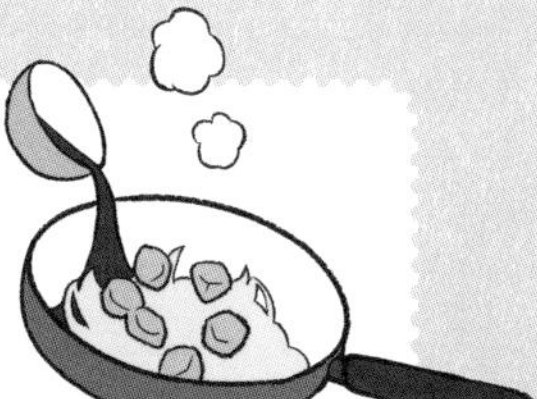

3 仕上げる

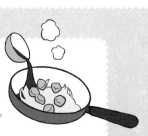

しょうがだれを加えて混ぜ合わせ、蓋をして弱火で２分ほど蒸し焼きにする。蓋をとり、少したれを煮詰める。

Dietアドバイス

鶏むね肉の代わりに鶏もも肉でもOK！　ダイエットといえば鶏むね肉のイメージがありますが、実は鶏もも肉でも皮をとればかなりカロリーダウンできます。大切なのは皮をとること！

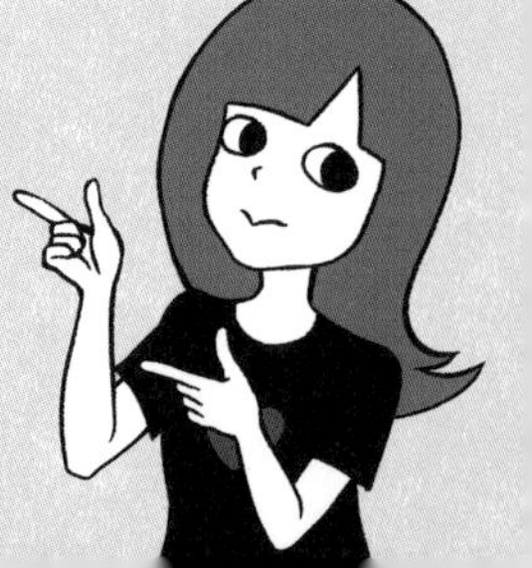

缶詰　レンチン

Night

焼きとり缶で
レンチン親子丼

つゆだくの親子丼を
レンチンで簡単に！

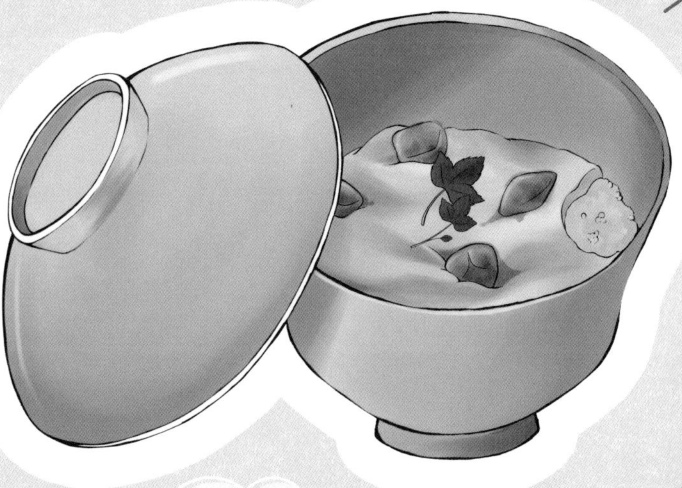

1人分
382 kcal

たんぱく質
22.6 g

これで完ぺき！

＋
納豆
＋
みそ汁

※レシピで使うのでごはんはなし

温めずそのまま食べてもおいしい焼きとり缶に、
たまごをプラスしてボリュームアップ。
あまからで、ほっこりやさしい味の親子丼です。
のりや小ねぎを刻んでトッピングして風味づけしても○。
焼きとり缶はたれ味や塩味、ゆずこしょう味などがあり、
種類によって味つけが異なるので、
調味料を減らすなど調整して、お好みの味で！

Yakitori-Can

材料（1人分）

焼きとり缶 ………………………… 1缶
たまご ………………………… 1個
ごはん ………………………… 100g
Ⓐ めんつゆ ………………………… 小さじ1
Ⓐ みりん ………………………… 小さじ1/2
Ⓐ 酒 ………………………… 小さじ1/2
Ⓐ 水 ………………………… 大さじ2

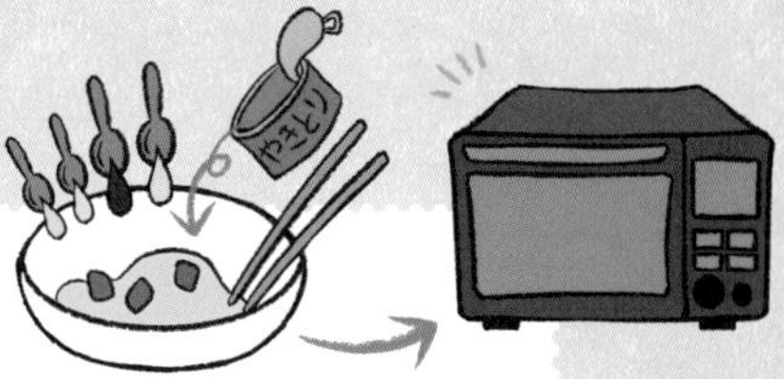

1 混ぜてレンチン

耐熱皿にたまごとⒶを入れて、たまごを軽くほぐす。焼きとり缶を入れ、ラップをふんわりとかけて電子レンジで1分加熱する。

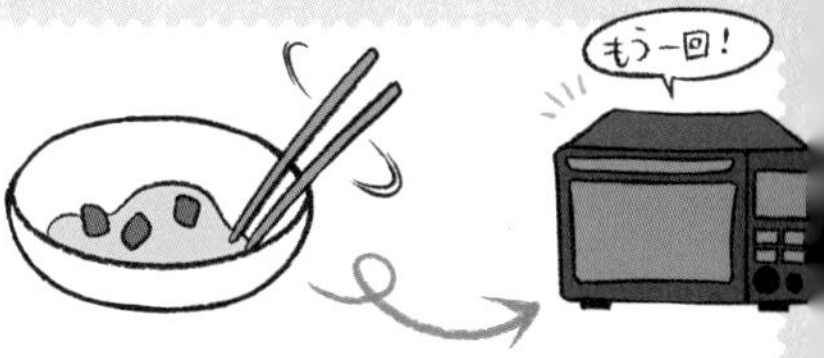

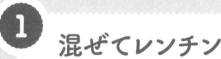

2 さらにレンチン

一度レンジから器を取り出し、軽くたまごをほぐす。再度ラップをふんわりかけて30秒温める。

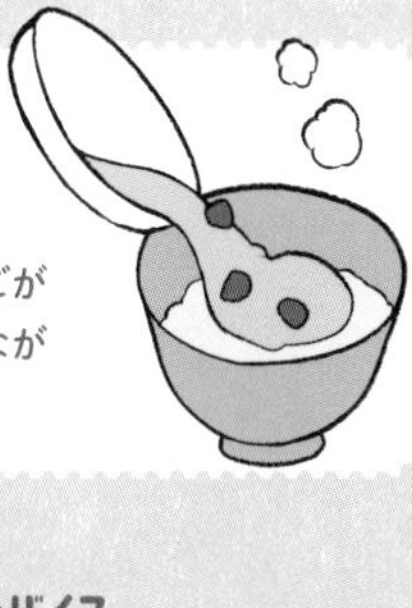

3 仕上げる

器にごはんを盛り、❷をのせる。たまごがお好みの硬さになるまで、様子を見ながら少しずつ加熱するのがポイント！

Dietアドバイス

体内で作れない必須アミノ酸をバランスよく含むのが、肉やたまごなどの動物性たんぱく質です。体内でたんぱく質を効率よく作り、筋肉作りをサポート。鶏肉とたまごのコンビはまさにコレ！

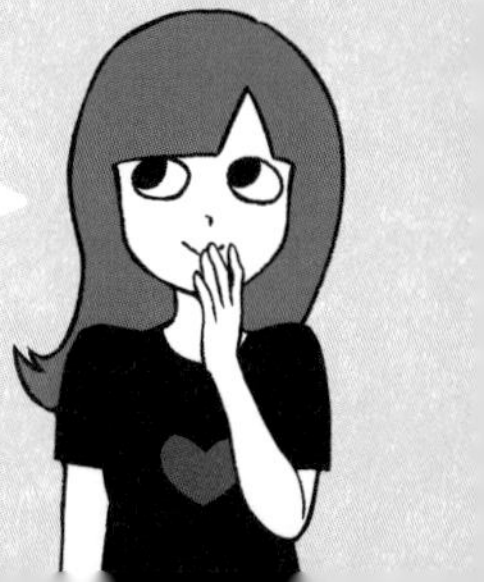

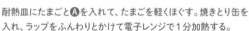

缶詰　レンチン

Night

ささみで作る ずぼらバンバンジー

野菜をたっぷり添えて
ヘルシーでボリューム大!

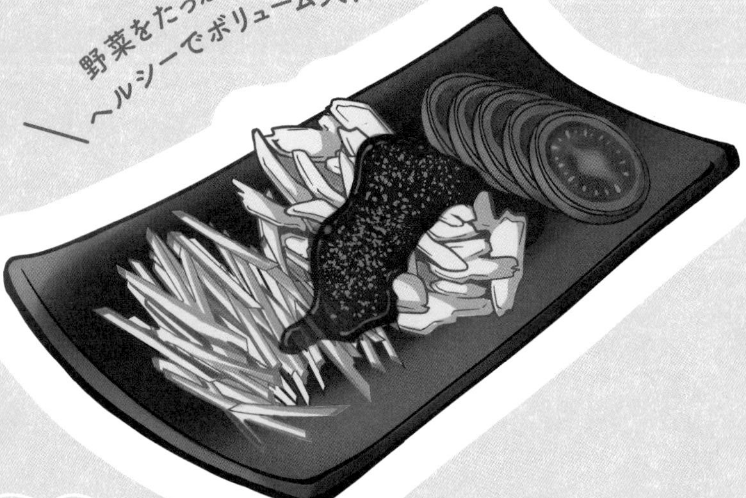

1人分
217 kcal

たんぱく質
28.0 g

高たんぱく質＆低カロリーのダイエット定番食材・ささみ。
レンチンだからとっても簡単に、しっとり食感に仕上がります。
ポイントは油を使わない、ごま風味の香ばしい和風だれ。
ごまの風味でコクもしっかり楽しめます。
細切りにしたきゅうりやトマトもたれにからめていただきます。
野菜が嫌いな人なら、きのこ類でもOK です。
和風だれは、豆腐にかけてもおいしいのでお試しあれ!

これで完ぺき!

＋
納豆
＋
みそ汁
＋
100gごはん

Chicken Fillet

材料（1人分）

鶏ささみ……2本
酒……大さじ1
塩……少々
【合わせだれ】
- すりごま……大さじ1
- しょうゆ……大さじ1
- おろしにんにく（チューブ）……大さじ1
- 砂糖……小さじ1
- 酢……小さじ1

添え野菜（きゅうり、トマトなど）……適量

1 レンチン

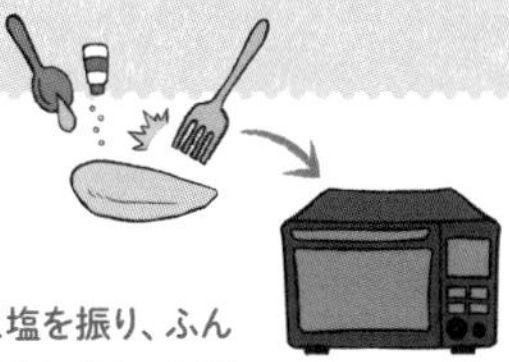

鶏ささみはフォークで穴をあけて酒と塩を振り、ふんわりとラップをかけ、電子レンジで2分加熱し、しばらくレンジの中で放置して余熱で火を通す。

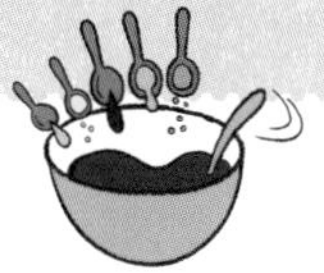

その間に合わせだれを混ぜておく。

2 裂く

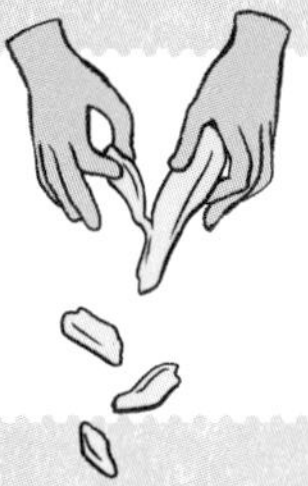

ささみの粗熱がとれたら、食べやすい大きさに手で裂く。

3 仕上げる

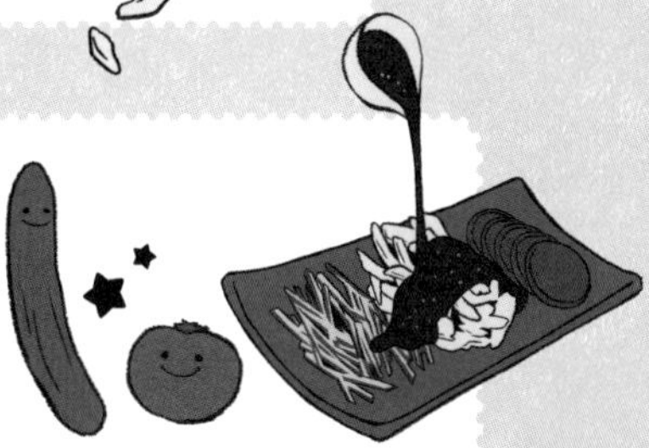

器に盛り、合わせだれを回しかけて、野菜を添える。合わせだれは野菜にからめて食べてもおいしい。

Diet アドバイス

たんぱくな味のささみには、少量でも満足感を得やすいごまやナッツなどの種実類を組み合わせると満足感が高まります。種実類には、脂肪燃焼に欠かせないビタミンB_2や食物繊維も豊富ですよ♡

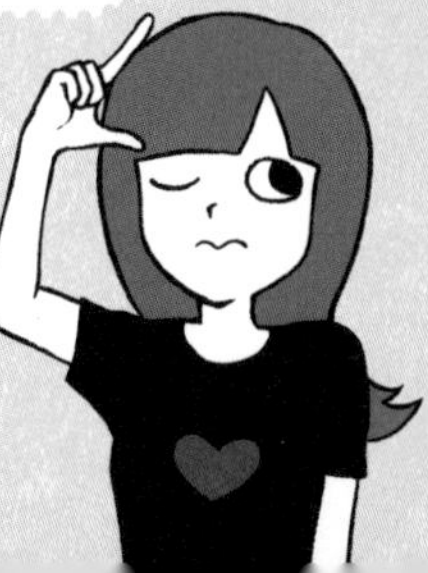

高たんぱく ミネストローネ

サラダチキンを使って
簡単にうま味がでる!

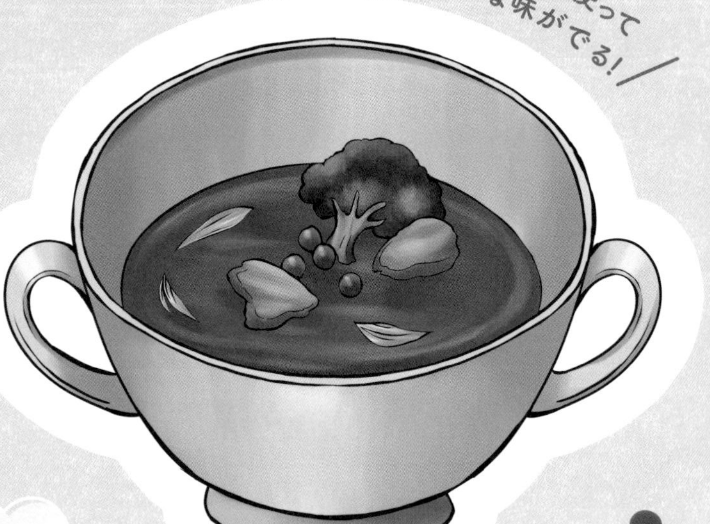

1人分
148 kcal

たんぱく質
15.3 g

これで完ぺき!
+
納豆
+
100gごはん
※スープなのでみそ汁はなし

トマトジュースとサラダチキンでボリュームスープを簡単に!
ヘルシーだけど飽きやすいサラダチキンも、
温かいスープにするとやわらかくなり食べやすくなります!
野菜はセロリ、キャベツ、にんじんなどをたくさん入れて、
具沢山のおかずスープにしてもよいですね。
食べるときにパルメザンチーズを少しだけかけると、
よりコクがプラスされます。

Salad Chicken

材料（1人分）

サラダチキン	1/2個（約50g）
トマトジュース（無塩）	100mℓ
ブロッコリー	3房
たまねぎ	中1/4個
オリーブオイル	小さじ1
コンソメ（顆粒）	小さじ1/2
塩・こしょう	各適量

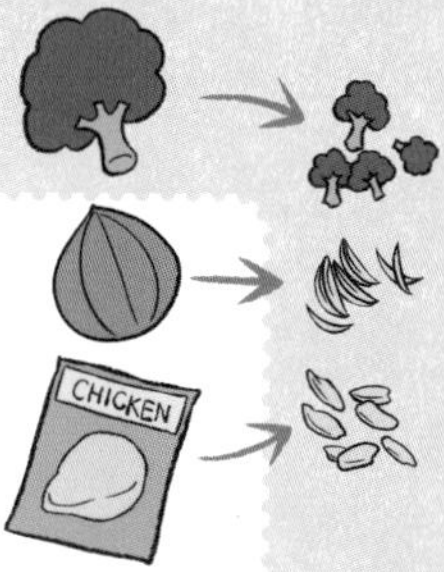

1 切る

サラダチキンを食べやすい大きさに切る。ブロッコリーは食べやすい大きさに、たまねぎは薄切りにする。

※サラダチキンはすでに裂いてあるものも売っているので、それを使うと便利。

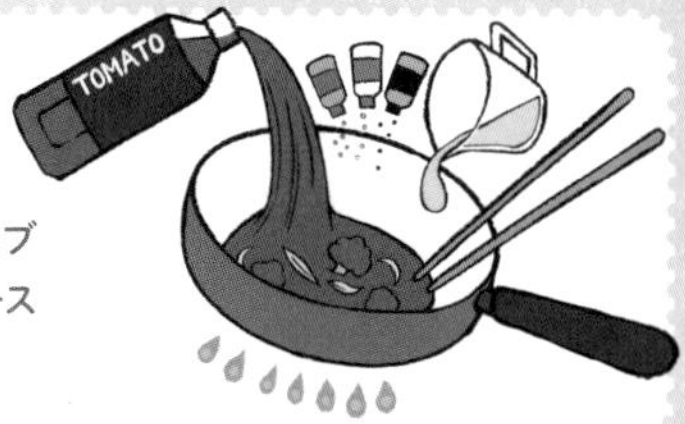

2 炒める

鍋や深めのフライパンでオリーブオイルを熱し、たまねぎとブロッコリーを炒める。たまねぎに火が通ったら、トマトジュースと水150mℓを加え、コンソメを入れ、塩・こしょうを振る。

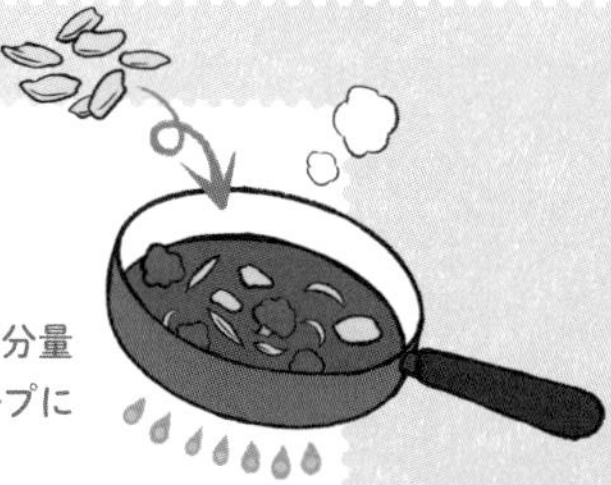

3 煮る

サラダチキンを入れ軽く煮込む。お好みでグリーンピース（分量外）を散らしても。飽きやすいサラダチキンも、温かいスープにするとやわらかくなっておいしい！

Dietアドバイス

野菜の切り方を工夫するだけでも、ダイエット効果がアップするって知っていますか。なるべく大きくカットすると、自然と噛む回数が増えて満腹感を得やすくなります。食べすぎ防止にも○。

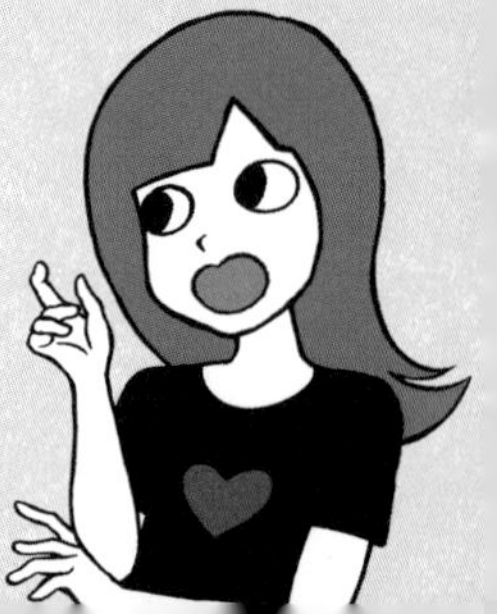

とがわ家直伝!
タイ料理はヘルシーで
ダイエットにオススメ!

Healthy!
Thai Recipe 1

たまごときゅうりのエスニック炒め
パッテンクワー

タイの定番家庭料理で、日本でいえば肉じゃが!　いつも母が作ってくれるメニュー。
定番すぎてタイ料理屋に行ってもなかなか置いてないのでぜひ作ってみて!

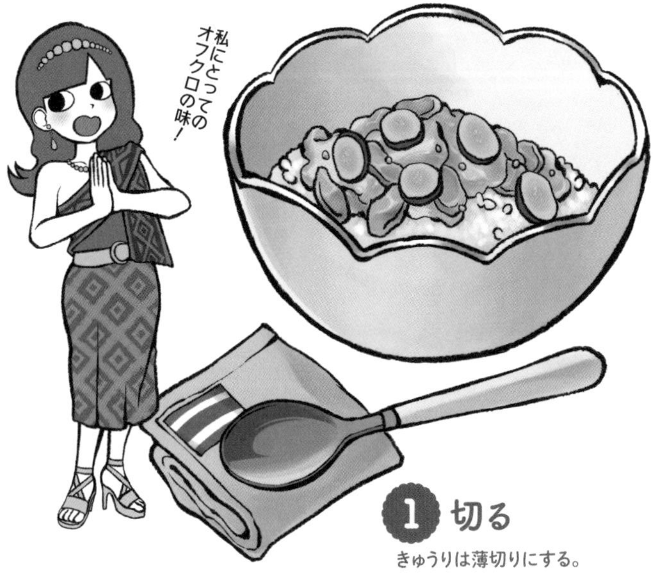

材料(1人分)

豚赤身肉(スライス)	80g
溶きたまご	1個分
きゅうり	1本
オイスターソース	大さじ1
ナンプラー(なければしょうゆ)	小さじ1
おろしにんにく(チューブ)	小さじ1
サラダ油	小さじ1
ごはん	100g

1 切る

きゅうりは薄切りにする。

2 炒める

熱したフライパンに油をひき、にんにく、豚肉を炒める。豚肉に火が通ったら、水小さじ1、きゅうりを加えさらに炒める。

3 仕上げる

全体に火が通ったらオイスターソース、ナンプラーを加えてさっとからめ、溶きたまごを加え、ヘラで全体を和える。ごはんの上にかけて食べるのがオススメ。

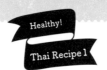

Healthy!

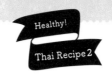

Thai Recipe 2

ささみで作る ガパオライス

鶏ささみを粗くたたいてミンチに。ヘルシーなのに食べ応えあり！　黄身を崩して混ぜ合わせて食べてね。私は辛いものが好きなので、唐辛子は多めに入れて塩分を抑えてます。

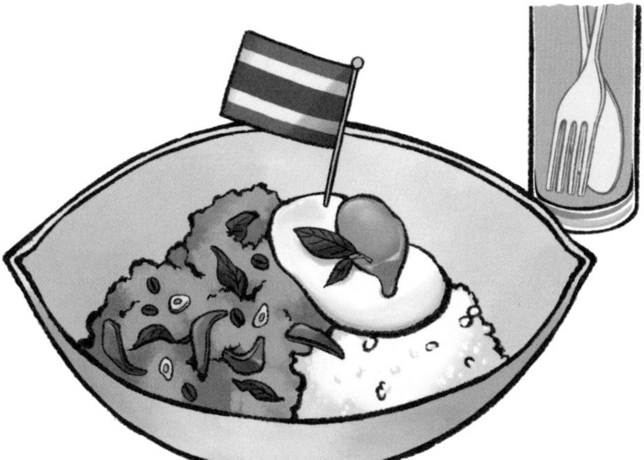

材料（1人分）

鶏ささみ肉	2本
たまご	1個
パプリカ	1/4個
バジル	5~6枚
にんにく	1/2かけ
唐辛子（なければ鷹の爪）（お好みで）	1/4本
ナンプラー（なければしょうゆ）	大さじ1/2
オイスターソース	小さじ1
サラダ油	小さじ1
ごはん	100g

1 切る

にんにくと唐辛子はみじん切り、パプリカは食べやすい大きさに切る。鶏ささみは包丁で粗めにたたく。

2 炒める

熱したフライパンに油をひき、フライパンのすみで目玉焼きを作りながら、中央でにんにくと唐辛子を炒め、鶏肉とパプリカを加えて火が通るまで炒める。目玉焼きができたら取り出し、鶏肉にナンプラーとオイスターソースを加えて混ぜ、ちぎったバジルを加えてさっと炒める。

3 盛りつける

器にごはんを盛り、❷、目玉焼きの順にのせる。

やせ舌女子あるある

やせ舌女子の日常あるある。
〝やせ味覚〟だけじゃなく
ポジティブな気持ちも
大切なんだね。

脂肪が少ない肉の部位を大体覚えている

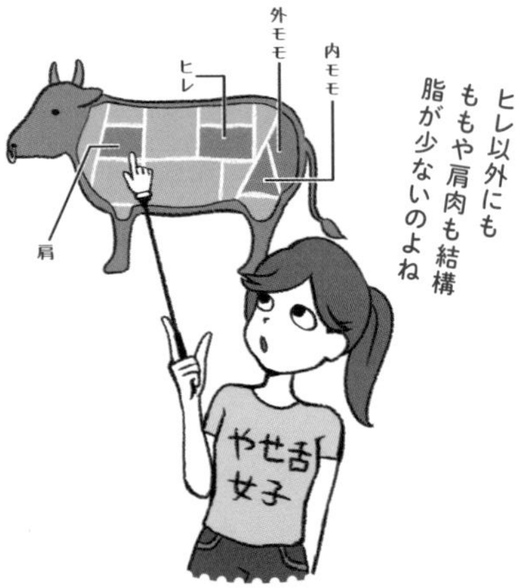
外モモ
ヒレ
内モモ
肩
ヒレ以外にも
ももや肩肉も結構
脂が少ないのよね
やせ舌
女子

買いものするときたんぱく質量をチェックする

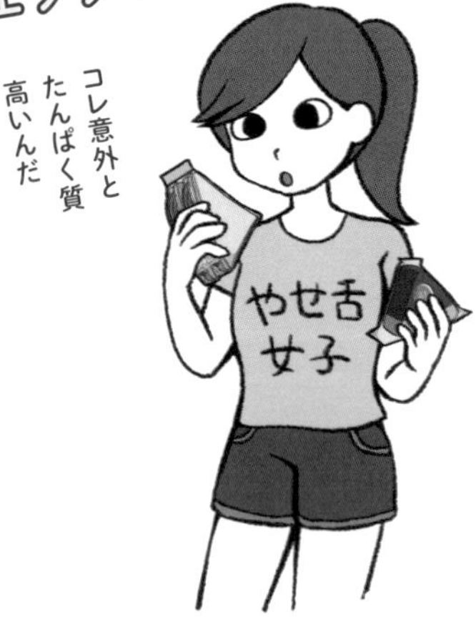
コレ意外と
たんぱく質
高いんだ
やせ舌
女子

ささみをおいしく調理するのが得意

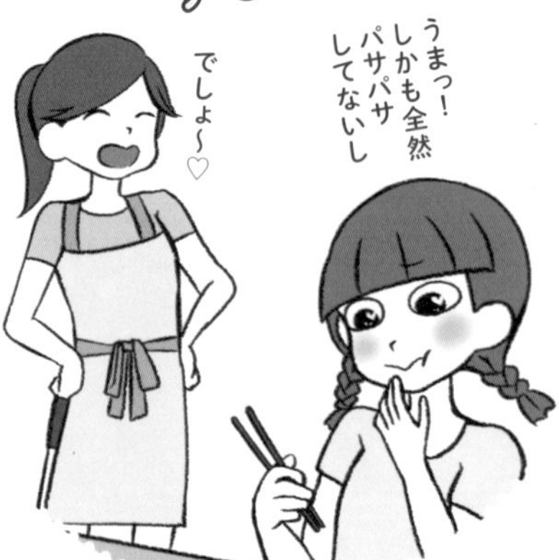
うまっ！
しかも全然
パサパサ
してないし
でしょ～♡

たまに外食すると
お店の味が濃く感じる

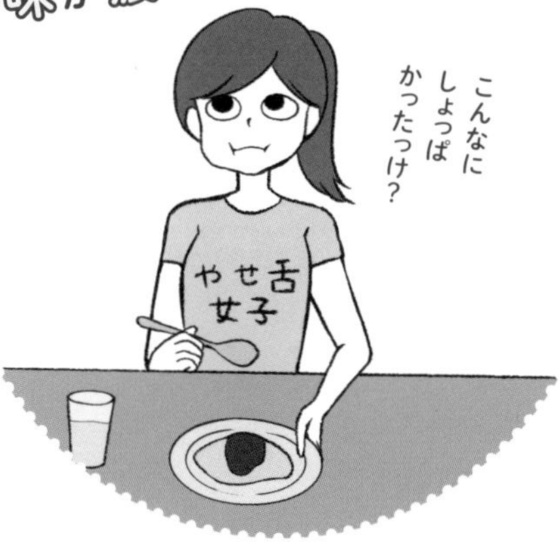
こんなに
しょっぱ
かったっけ?
やせ舌
女子

味がついているものには
何もかけない

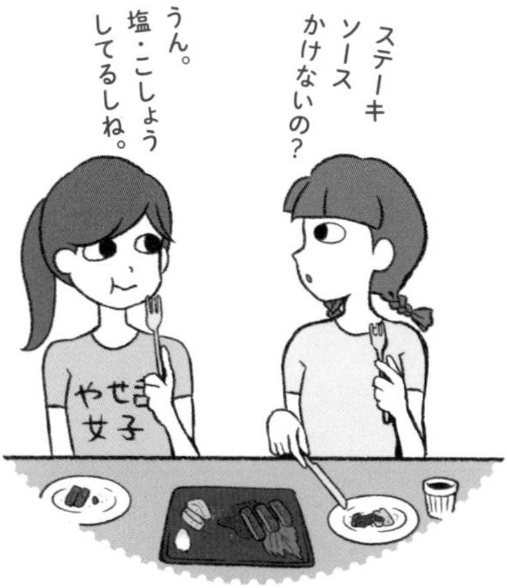
ステーキ
ソース
かけないの?
うん。
塩・こしょう
してるしね。
やせ舌
女子

ストレス解消が
得意なほう

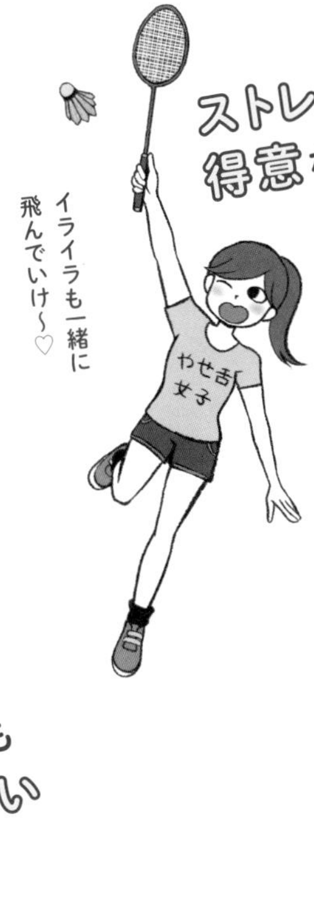
イライラも一緒に
飛んでいけ〜♡
やせ舌
女子

食べすぎても
落ち込まない

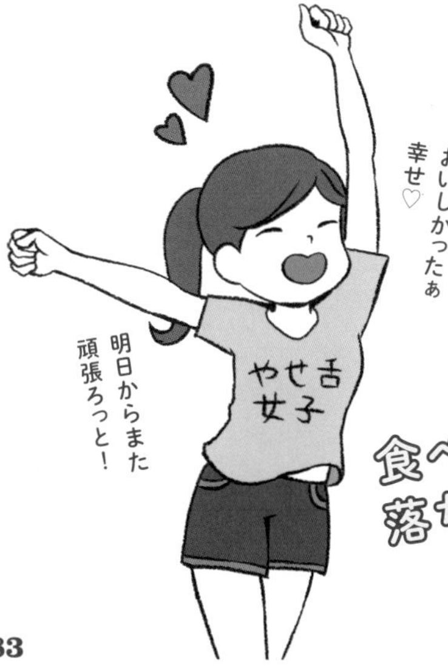
おいしかったぁ
幸せ♡
明日からまた
頑張ろっと!
やせ舌
女子

dressing

隠れ脂質オフ！
太らないドレッシング

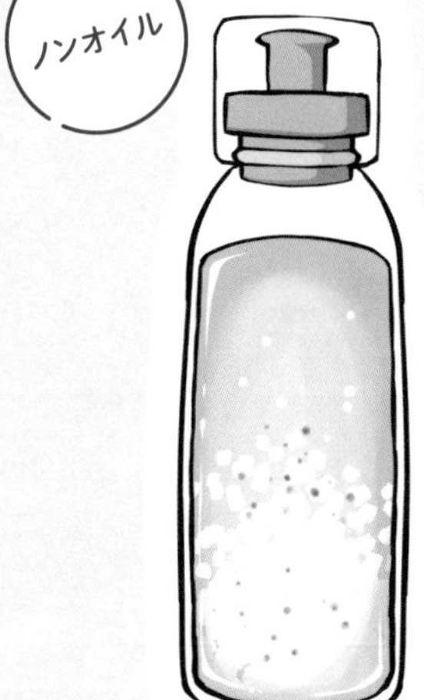

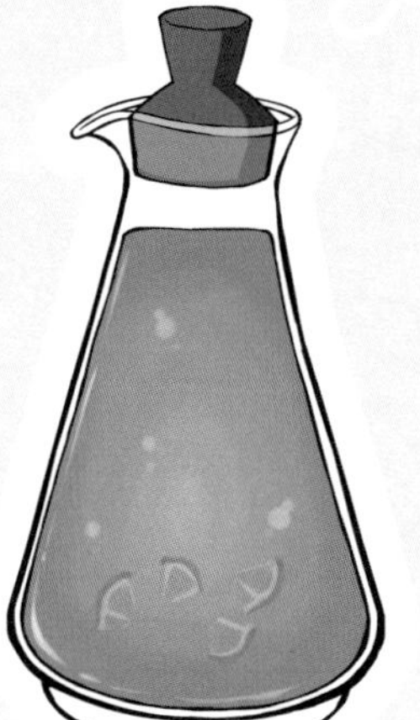

フレンチ風 たまねぎ ドレッシング

ノンオイル、塩&こしょうで仕上げたヘルシーさっぱり味。たまねぎのうま味を堪能できます。

⇨ P87へ！

ママレードジャムの フルーティー ドレッシング

かんきつならではのさわやかな甘味とほのかな苦みが絶妙！

⇨ P86へ！

P98の解説ページでも詳しく書いていますが、
ドレッシングは隠れ脂質の代表選手！　手作りすれば、脂質だけでなく、
砂糖や塩、酸味も調整できるので、デブ舌リセットの強い味方になってくれます。
どれも数日冷蔵庫で保存できるので、
お好みのものを常備しておくと、便利です。

ノンオイル

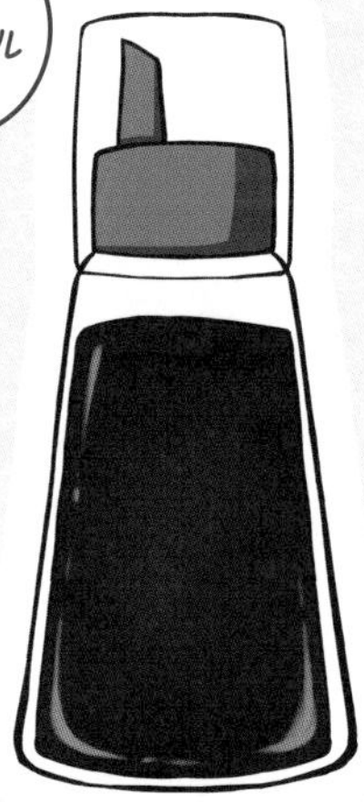

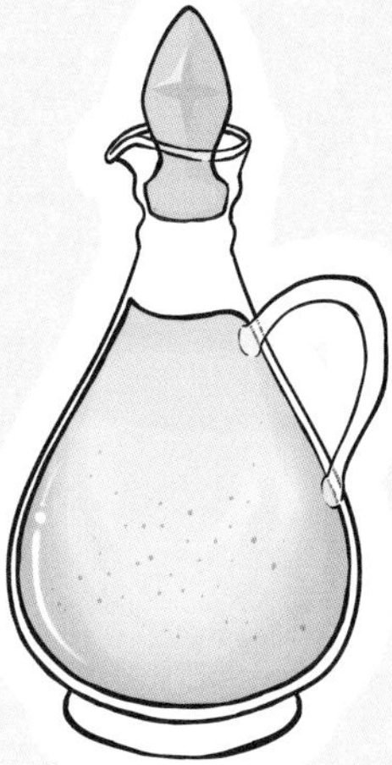

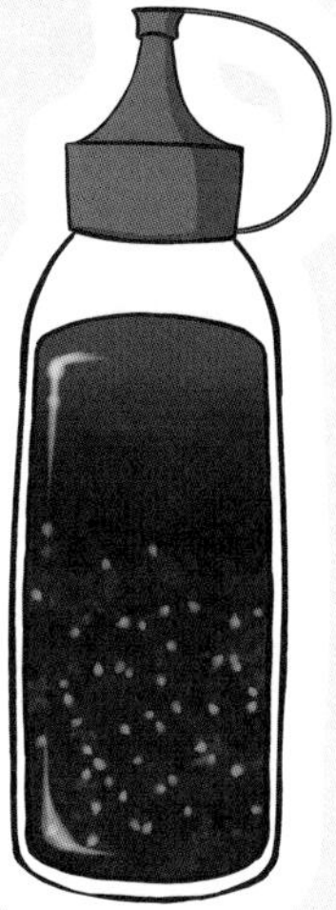

めんつゆ ドレッシング

だしのうま味が感じられる和風ノンオイルドレ。レモンの酸味がさわやか。

⇨ P90へ！

さっぱり

ヨーグルト ドレッシング

見た目も味もまさにシーザードレッシング。レモンのさわやかさがアクセント。

⇨ P89へ！

中華風

ごまドレッシング

しょうゆでコクをプラス。炒りごまのしっとりした口当たりも美味。

⇨ P88へ！

dressing **1**

ママレードジャムのフルーティードレッシング

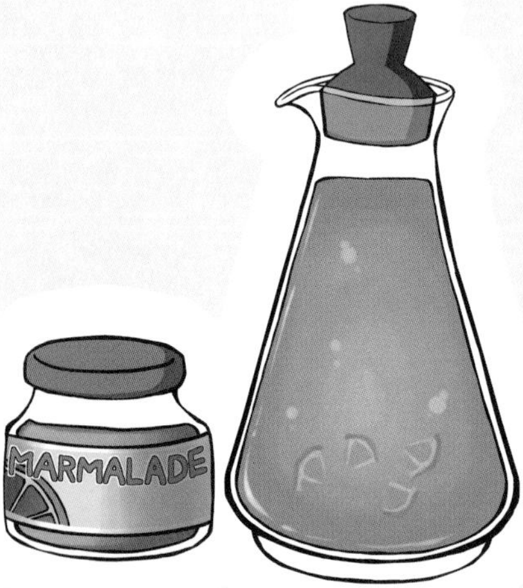

かんきつ風味がほんのり漂うおしゃれな味で、サラダやお刺身のマリネにぴったり!

材料

ママレードジャム	大さじ1/2
酢	大さじ1/2
水	大さじ1/2
塩	小さじ1/2
オリーブオイル	小さじ1/2
こしょう	少々

※塊がなくなるまですべての材料をよく混ぜる
※ブルーベリージャムで作ってもおいしい

こんな料理に合う!

サーモンのママレードカルパッチョ

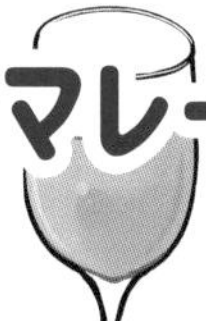

薄切りにしたサーモン、スライスたまねぎをドレッシングで和えるだけでおしゃれなレストランみたいな味に!　白身のお刺身とも合います。このほか、きゅうりや根菜をこのドレッシングでマリネにしても美味。2日間ほど冷蔵保存できます。

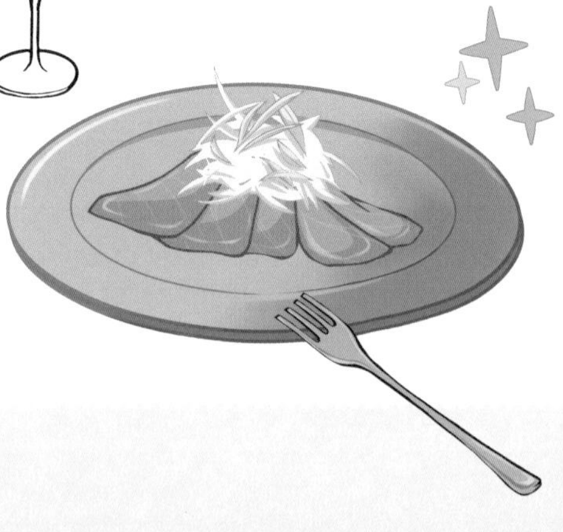

dressin
2

フレンチ風
たまねぎドレッシング

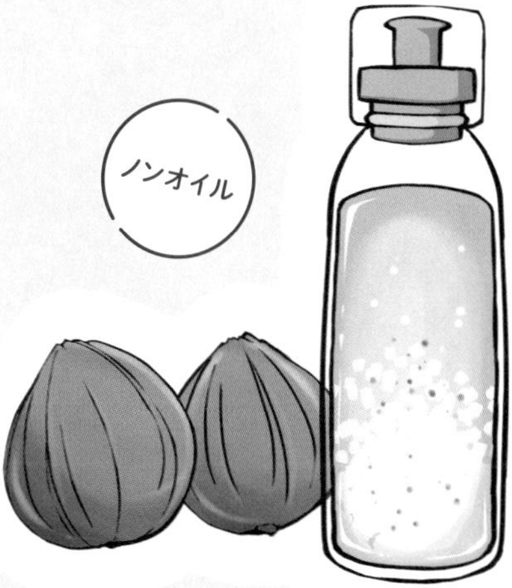

たまねぎのうま味と甘味たっぷりのノンオイルドレ。新たまねぎで作るとよりおいしい！

材料

たまねぎ（すりおろす）………… 中1/4個
酢 ……………………………………… 大さじ1
塩 …………………………………… 小さじ1/2
砂糖 ………………………………… 小さじ1/2
粒マスタード（あれば）……… 小さじ1/2
こしょう ………………………………… 少々

※すべての材料をよく混ぜて、ラップをふんわりかけて電子レンジで1分加熱する
※フードプロセッサーで一気に混ぜると簡単

こんな料理に合う！

エビとホタテのマリネ

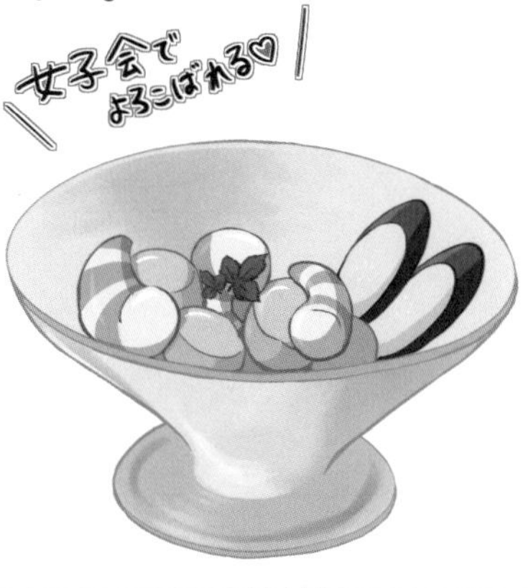

刺身用のエビとホタテと一緒に漬け込んで20分ほど寝かせるだけで完成。焼いたお肉にかけるのも合います。たまねぎのうま味がしっかりあるノンオイルなので、野菜サラダにたっぷりかけても罪悪感ゼロなのが嬉しい！

dressing 3

中華風 ごまドレッシング

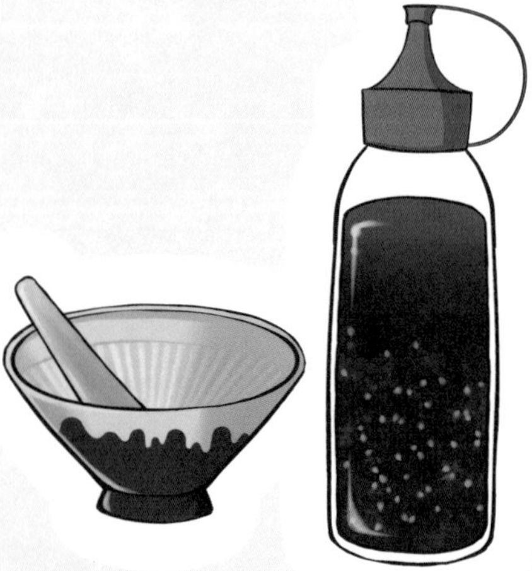

すりごまのコクと酸味でパンチもしっかりあるドレッシング。すり鉢ですると、よりまろやかに!

材料

すりごま……大さじ1/2
しょうゆ……大さじ1/2
鶏ガラスープのもと(顆粒)…小さじ1/2
酢……小さじ1
水……小さじ1
ごま油……小さじ1/2
おろしにんにく(チューブ)
(お好みで)……小さじ1/2

※すべての材料をよく混ぜる

こんな料理に合う!

お刺身の漬けだれにもぴったり!

何にでも合う万能選手ですが、特に、お刺身の漬けだれとして使うのにもピッタリなドレッシングです! 好きなお刺身を漬けて、15分ほど冷蔵庫で置けば、男性ウケ抜群のお刺身丼ができちゃうよ! 野菜炒めの味つけなどにも使えます。

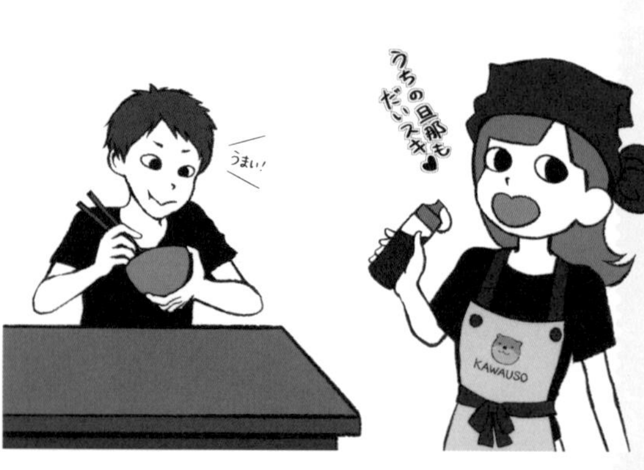
うまい!
うちの旦那もだいスキ♥
KAWAUSO

dressin

4

さっぱり ヨーグルトドレッシング

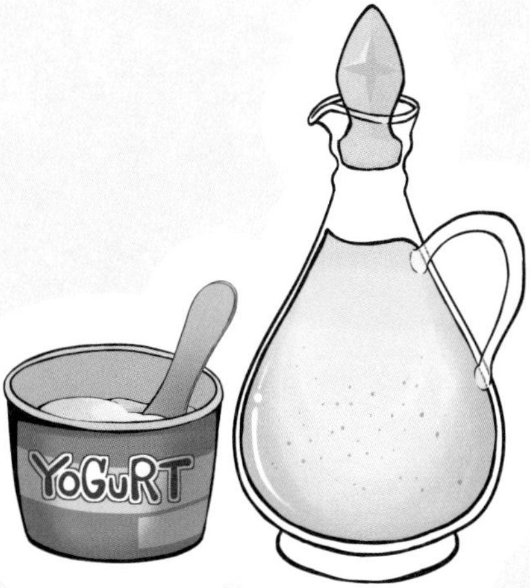

まるでシーザードレッシング！　コクもしっかりあっておいしくて、ダイエットを忘れそう♡

材料

プレーンヨーグルト	大さじ2
砂糖	小さじ1
塩	小さじ1/2
レモン汁	小さじ1
オリーブオイル	小さじ1/2
黒こしょう	少々

※すべての材料をよく混ぜる

こんな料理に合う！

枝豆とコーンのコールスロー

コールスローやシーザーサラダは高カロリーですが、これなら安心！　枝豆（冷凍）、コーン（缶詰）、細かく刻んだ春キャベツと和えれば簡単コールスローのできあがりです。サンドイッチソースや野菜スティックのディップとしてもピッタリ。

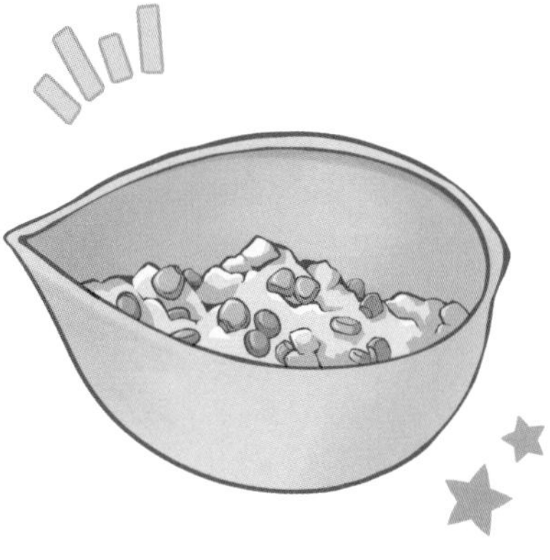

めんつゆドレッシング dressing 5

ノンオイル

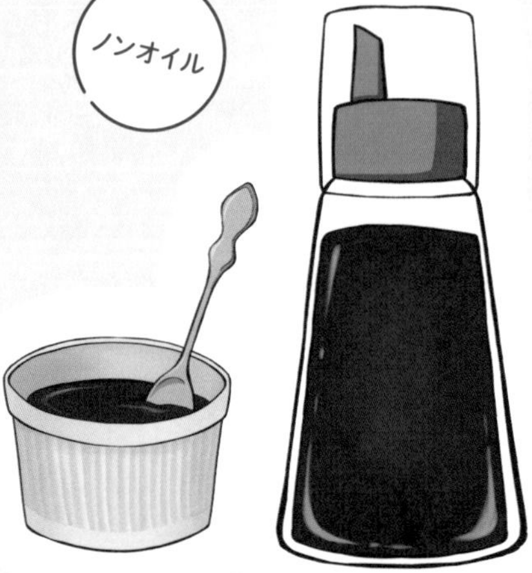

とにかく簡単！　めんつゆとしょうゆを1：1でレモンをその半分くらいと覚えて。

材料

めんつゆ（3倍濃縮）……………… 大さじ2
しょうゆ ………………………………… 大さじ2
レモン汁 ………………………………… 大さじ1

※すべての材料をよく混ぜる

こんな料理に合う！

和風ステーキ

焼いたお肉に大葉や大根おろしを添えて、ステーキソースとして使えばさっぱりとした口当たりに！　このほか、ゆでたパスタに大根おろしとノンオイルのツナをのせたものに、パスタソースとしてかけて使っても。炒めものやお浸しにも使えます。

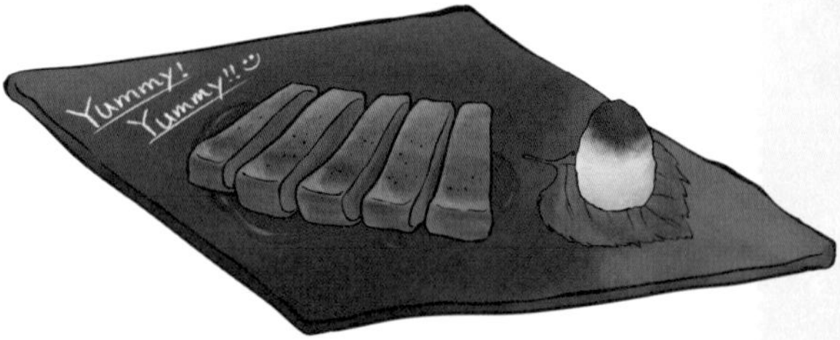

お肉の選び方で隠れ脂質を減らせる！

お肉は、種類や部位によって脂質の量に大きな違いがあります。含まれる脂質の少ない順に並べたのが下の図です。「要注意」以外は食べてもＯＫのお肉と覚えておくと便利です。ダイエット向きの鶏肉ですが、脂の塊である皮は外してカロリーオフしましょう。ひき肉も脂肪分が意外に高いので、自分で赤身のお肉をたたいて作ると安心です。

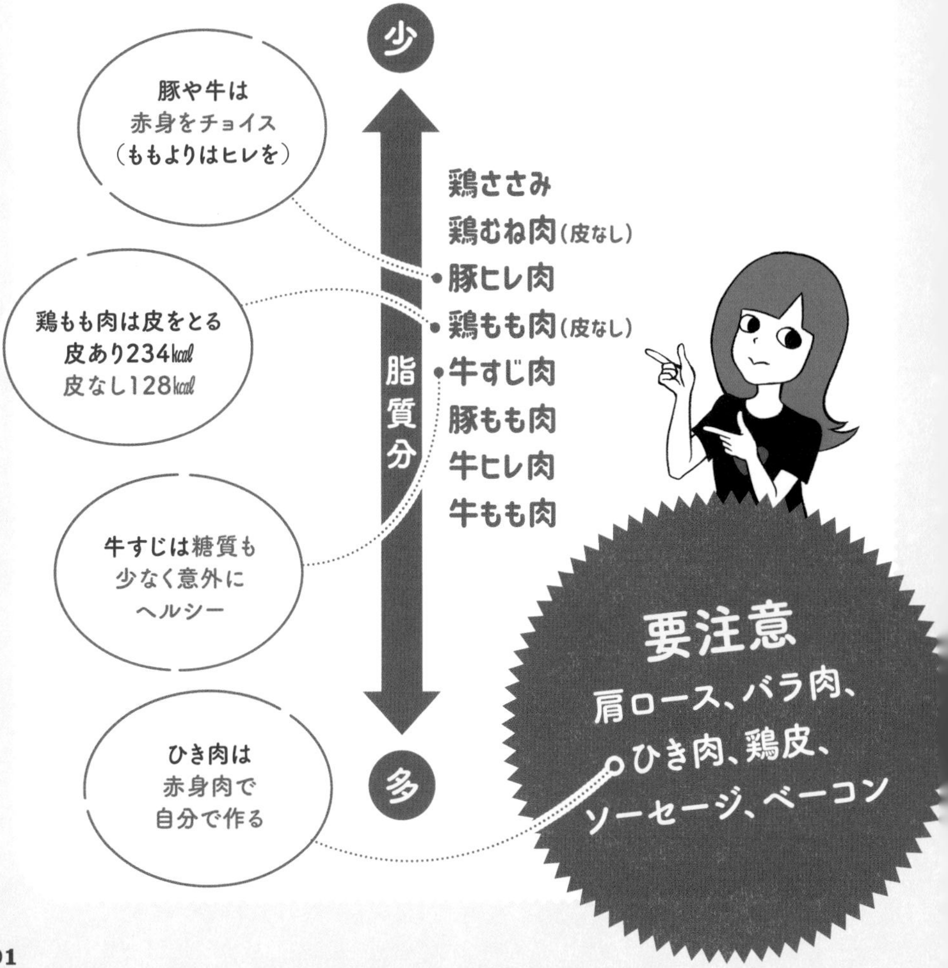

少
脂質分
多
鶏ささみ
鶏むね肉（皮なし）
豚ヒレ肉
鶏もも肉（皮なし）
牛すじ肉
豚もも肉
牛ヒレ肉
牛もも肉
豚や牛は赤身をチョイス（ももよりはヒレを）
鶏もも肉は皮をとる
皮あり234kcal
皮なし128kcal
牛すじは糖質も少なく意外にヘルシー
ひき肉は赤身肉で自分で作る
要注意
肩ロース、バラ肉、ひき肉、鶏皮、ソーセージ、ベーコン

Aさんの場合
（会社員・45歳）

デブ舌ダイエット体験記

いろいろ食べられて楽しい！　量や味つけなど、
ヘルシーな理想の味が身についてデブ舌をリセット！

初日

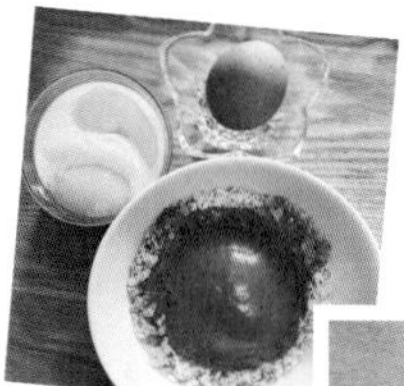

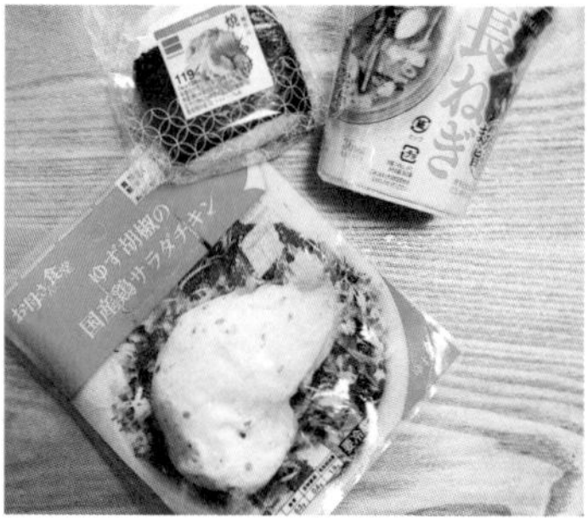

空腹は感じなかった！

朝、体重を計測。オートミールは思ったより美味。意外としっかり食事量がとれることを実感！　これなら続けられそう。

2日目

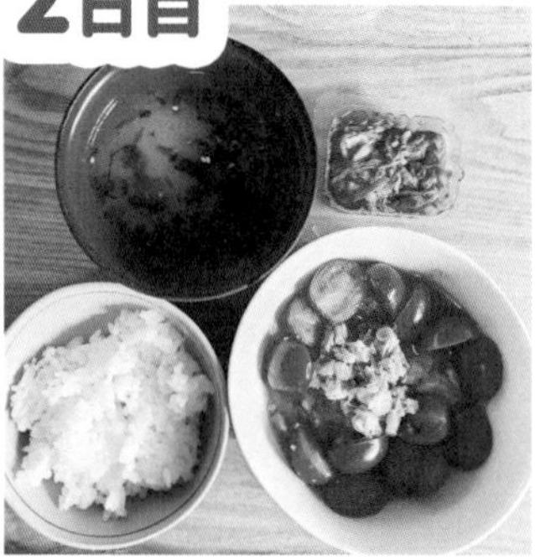

食べすぎを実感！

夕食は鮭缶とミニトマトのさっぱり和え（P70）。食事の量は確実に減っているのに空腹感はなし。これまで食べすぎていたことを実感させられた。

3、4日目

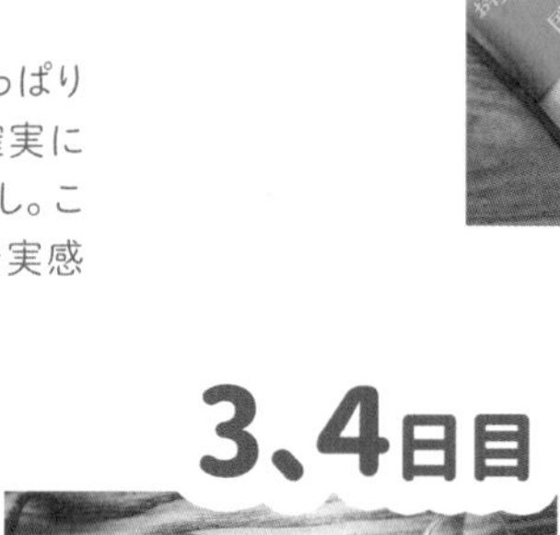

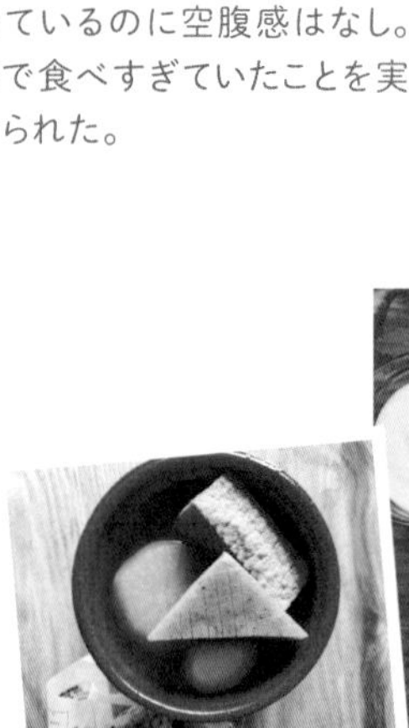

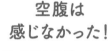

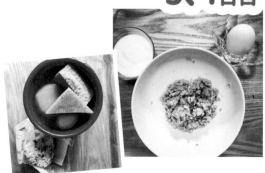

適度な満腹感がいい！

3日目のお昼はおでん。コンビニでいろいろ選べるから楽しい！　今は腹八分目がわかり、食後の満腹感が心地いい。体も軽くて快適！

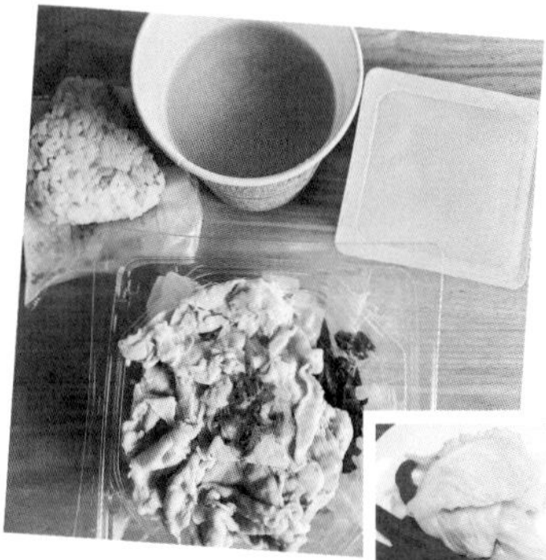

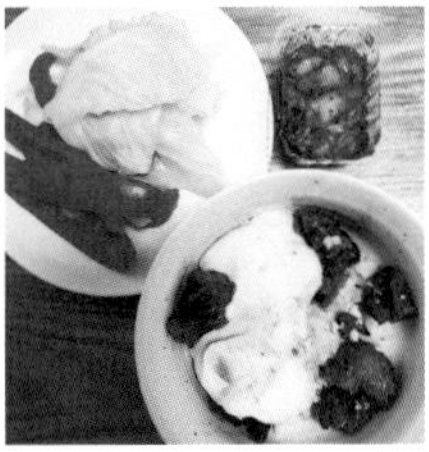

8、9日目

体重が少し減った！

焼きとり缶でレンチン親子丼（P74）がお気に入り。ドリンク類はお茶のみ、夜のごはん100g、野菜はノンオイルドレッシング。これはずっと続けたいな。

7日目

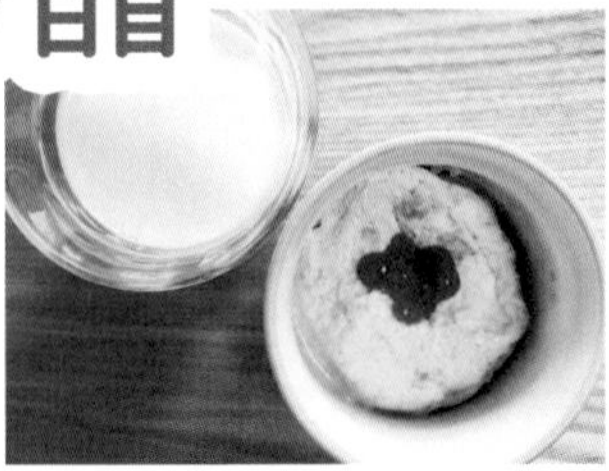

ぽっこりお腹が凹んだ?!

体が軽くなった感じ！　お腹まわりがすっきりしてパンツがゆるくなってきた。しっかり噛んで食べる習慣もついてきたな。

10日目

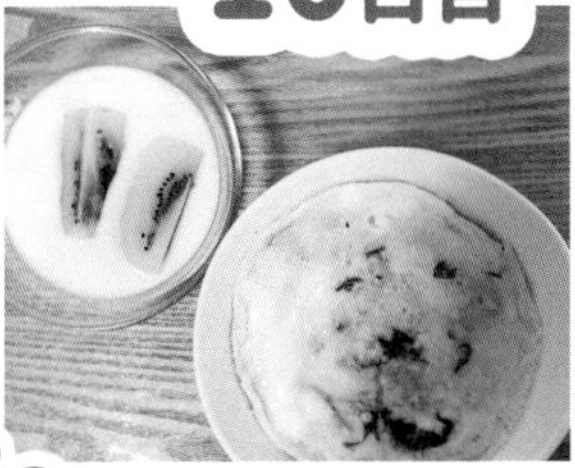

1.5kgの減量に成功した！

朝は中華風雑炊（P52）。10日間で1.5kgの体重減。体が軽く感じられ、調子がいいのが嬉しい！　しっかり食べられてツラくないし、もうしばらく続けてみようかな！

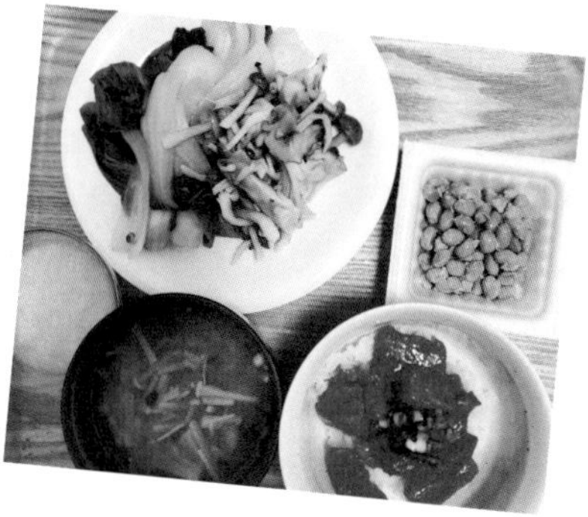

腸の調子がいい感じ！

6日の夜はマグロユッケ丼（P64）。便秘気味だったけど、最近毎日お通じがあるように。お腹もすっきり！　夕食のごはん100gにも慣れ、満足するようになった。

5、6日目

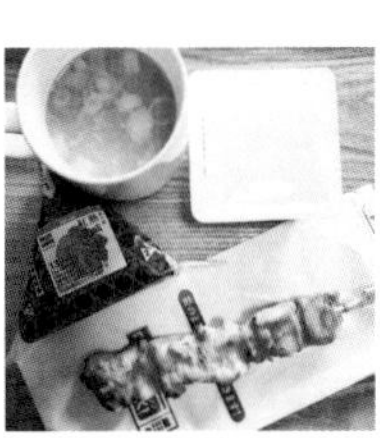

Bさん
の場合
（会社員・32歳）

デブ舌ダイエット体験記

しっかり食べつつも、体が軽くなるのを実感！
考えたり、迷ったりすることなくスムーズにデブ舌リセット！

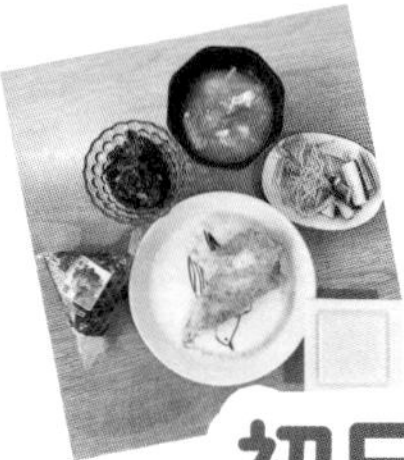

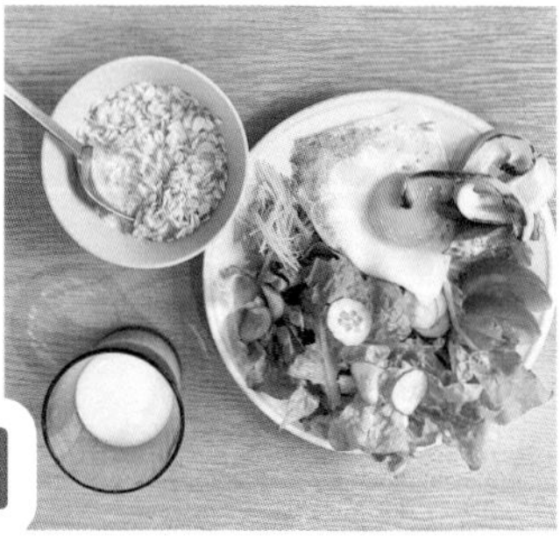

初日

空腹感なくクリア！

オートミールは粒感のあるもの、朝は目玉焼きに。焼くときに油はカット。初日は空腹感なくクリア！

2日目

お腹の中がすっきり！

朝は初日と同じメニューで。朝、しっかりお通じあり！　お腹すっきりで会社へ。2日目にして体が変わったかも。

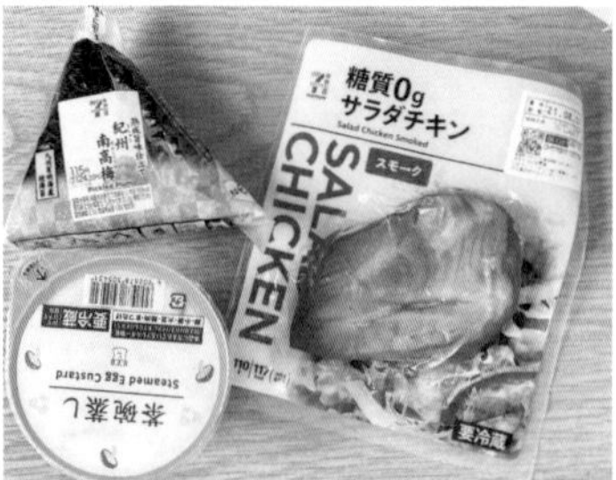

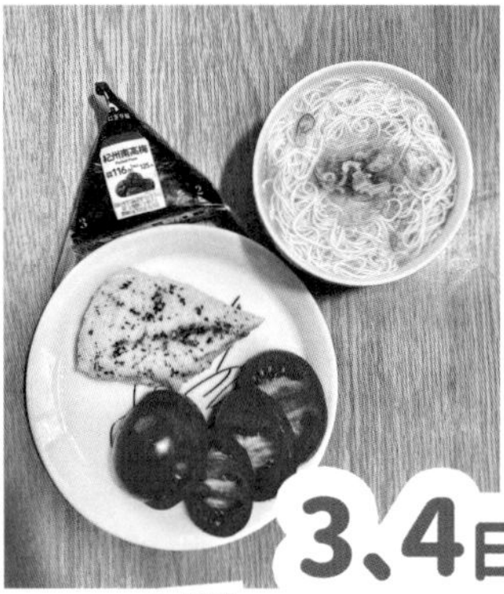

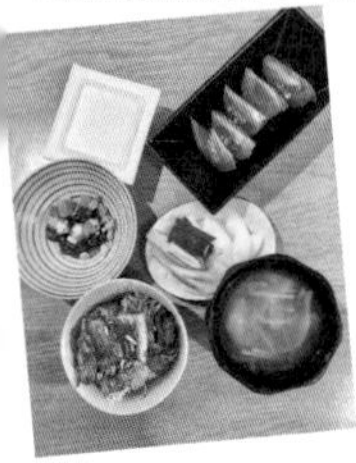

3、4日目

野菜をたっぷり食べられる！

3日目の昼は豆腐麺に初チャレンジ。コンビニめしを選ぶのが楽しくなってきた！　夜は野菜をたっぷり食べてお腹が空かない！

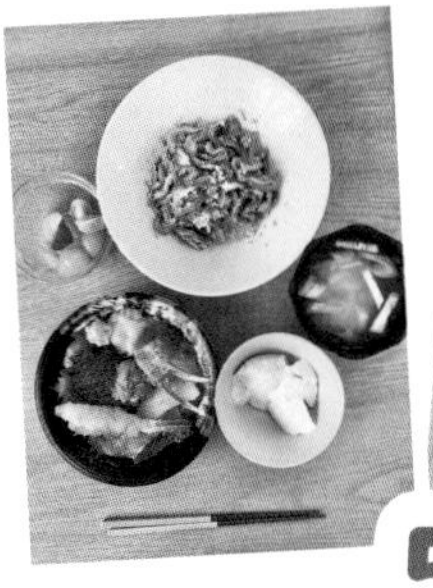

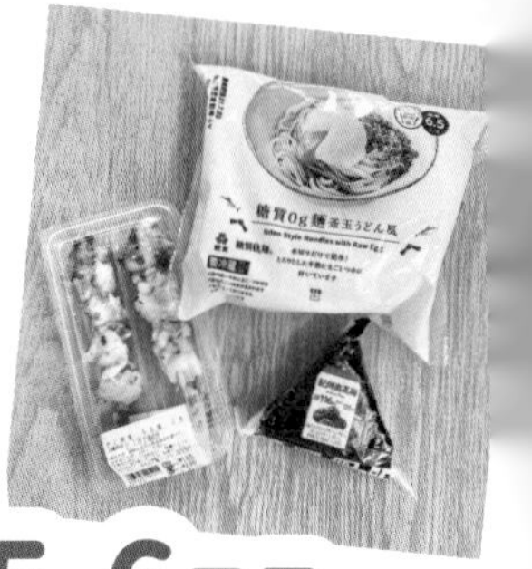

5、6日目

ごちそうの日もヘルシーに！

ランチは糖質ゼロ麺にトライ。おにぎりもしっかり食べた。6日目の夜はお祝いごとがあり海鮮丼に。ごちそうの日でもごはんはちゃんと100gにしてクリア！

7日目

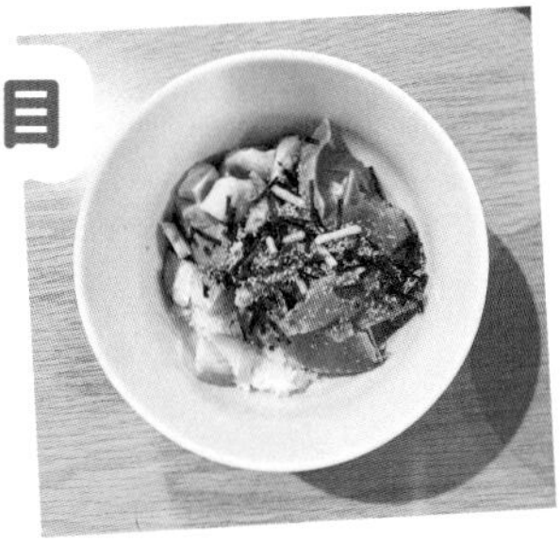

マネするだけでストレスなし！

夕食を食べるのが遅くなったので、大好きなアボカドサーモン茶漬け（P66）で。100gのごはんで満足するように。

8、9日目

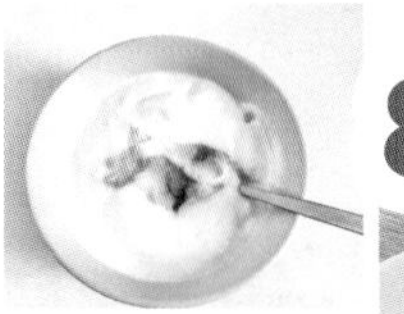

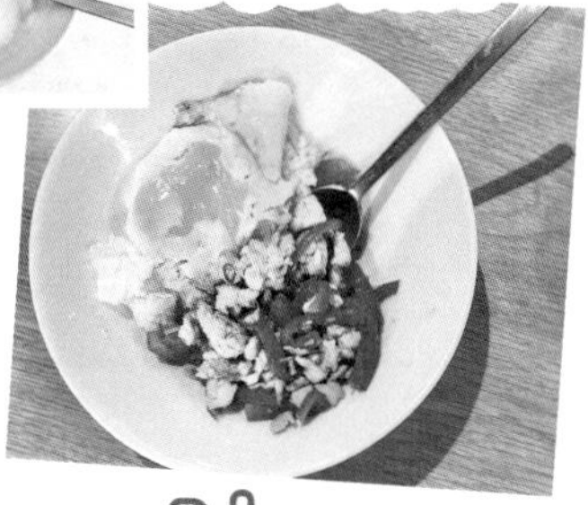

体重が1kg減った！

朝は前夜仕込んだオーバーナイトオーツ（P55）。9日目の夜はガパオライス（P81）。朝のむくみ顔がなくなり、体も軽くなった感じ。体重計にのったらなんと1kg減！

10日目

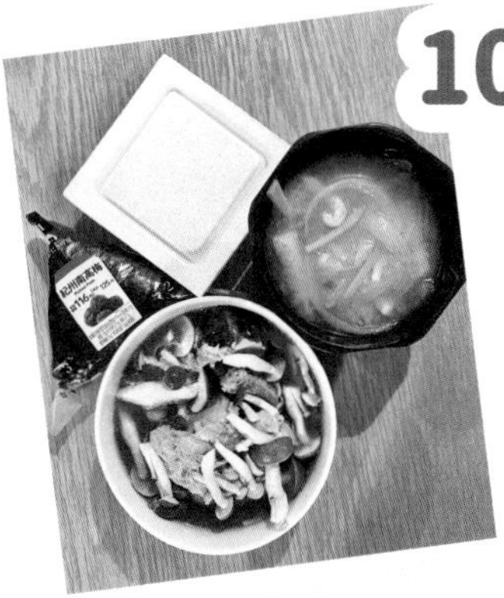

“やせ味覚”に体が慣れた！

最終日の夜はサバ缶としめじのほの甘蒸し（P68）。3食食べてやせたことに驚き！ 肌の調子も◎。味や量に体が慣れたので、続けるつもり！

Column-4

料理の脂質カットアイデア

オイルは スプレーで 上手にカット

私は油を霧状に噴射できるオイルスプレーを愛用しています。調理油の使用量を最小限に抑えることができます。ワンプッシュで油が均一にひけ、かけすぎを防いでくれるすぐれものです。

煮込み料理は 浮いた脂を すくう

お肉の煮込み料理は、浮いてきたアクと一緒に脂も取り除いて。また、脂質の多い肉を調理するときは、さっと湯通ししてから。アクも一緒に抜けるのでおいしく仕上がります。

肉を焼くときに でる脂は とり除く

フライパンで肉を焼くときは、肉からでた脂をキッチンペーパーで吸いとり脂質をカット。フライパンを少し傾けるとしっかり吸いとれます。肉の臭みも同時にとれておいしさUP。

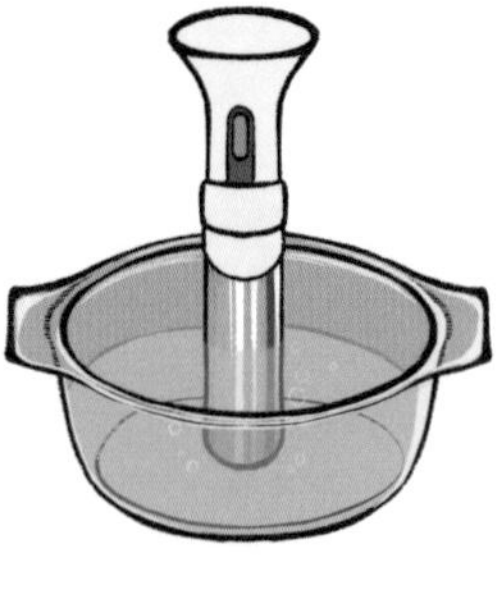

低温調理器は ゆでるよりも やわらかく美味

低い温度でじっくり加熱できる低温調理器。肉のたんぱく質が固まらない温度で調理できるので、鶏むね肉などの脂質が少ないお肉を使った料理も、パサつかず、やわらかくできますよ。

パート5

一生太らない デブ舌リセット処方箋

ダイエット失敗にかかわる隠れ脂質、たんぱく質を意識したいワケ、
甘いドリンクは食べものと同じ…
デブ舌リセットでやせる知識を学んで、一生太らない習慣を身につけよう！

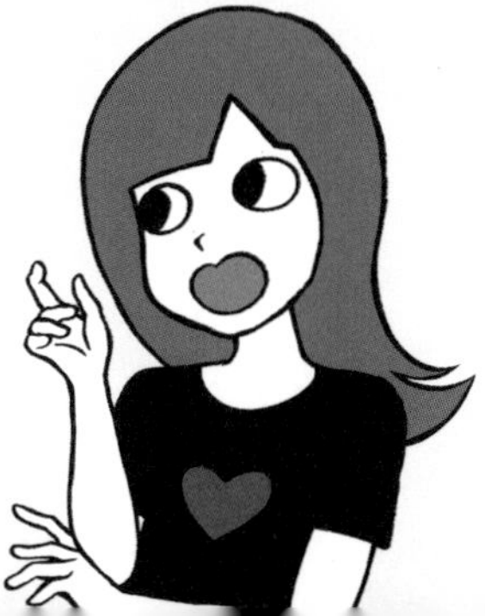

処方箋1

隠れ脂質を減らそう

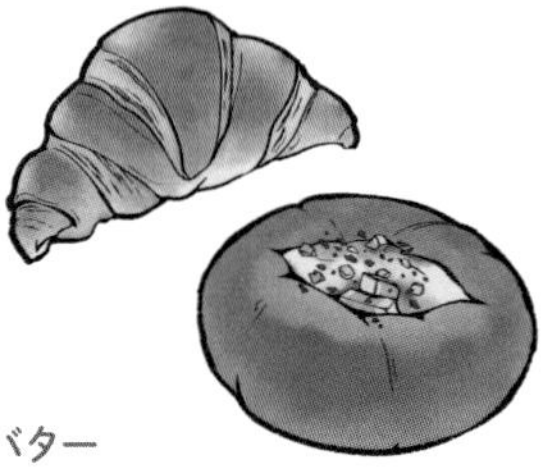

菓子パン
総菜パン

そもそもパン全般がバターなどを使っているので脂質多め。クリームたっぷりの甘い菓子パンを食べるなら、和菓子のほうがベター。

グラノーラ
ナッツ類・ドライフルーツ

グラノーラは油と混ぜてオーブンで焼くので脂質たっぷり。ナッツ類は脂質が多く、また、ドライフルーツはオイルコーティングされているものもあるので注意が必要です。

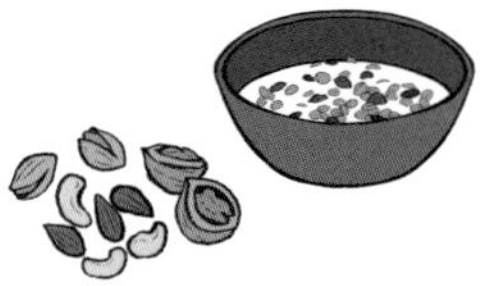

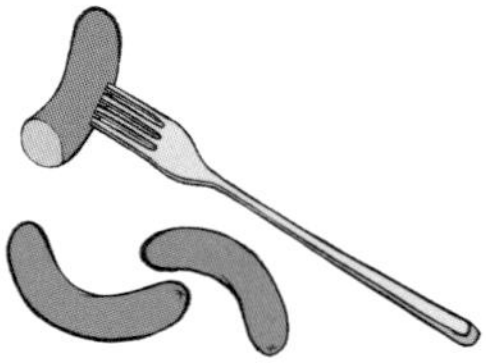

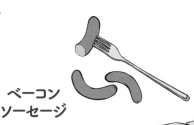

ベーコン
ソーセージ

肉加工品は高脂質。ベーコン、ソーセージは脂質だけでなく、塩分、糖質も多い太る食材と覚えておいて。

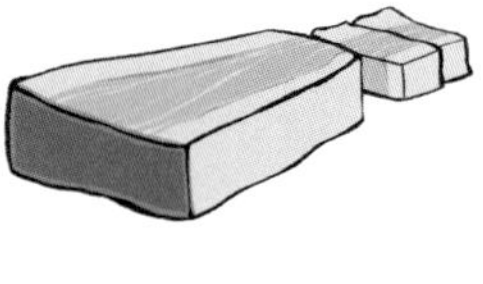

〝隠れ脂質〟とは気づかないうちにとってる〝アブラ〟のことです。ダイエットしているのにやせないという人は、意外にこれをとっていることが多いかも。〝隠れ脂質〟の中でも気をつけたいのは、ドレッシングやマヨネーズ。

サラダをたくさん食べてダイエットした気になっていても、ドレッシングをたっぷりかけていればカロリー過多に。ヘルシーな野菜と一緒だからちょっとくらいいいかなと使う人も多いのです。

意識しないと減らすのは難しいのが〝隠れ脂質〟。だからこそしっかり減らせばダイエット効果も高い！

一番気をつけるべき隠れ脂質はドレッシング！

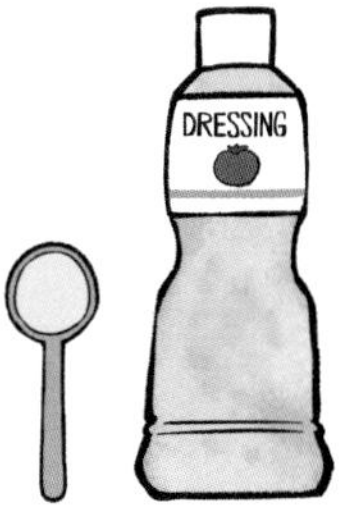

Mayonnaise

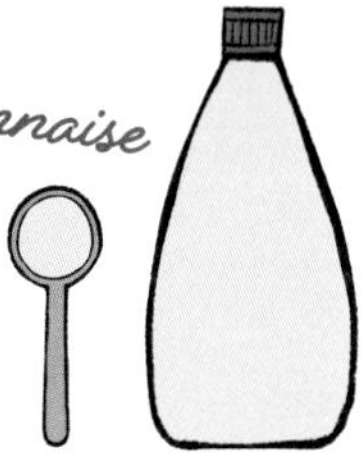

マヨネーズ大さじ1（12g）
＝80kcal（脂質9g）

Dressing

ドレッシング大さじ1（15g）
＝50kcal※（脂質4.7g）

カロリーを気にしすぎるのもよくないけど、ドレッシングやマヨネーズだけは意識して。市販のドレッシングは脂質が多いだけでなく、砂糖も多く含まれています。使うときも大さじ1くらいはすぐに使ってしまうけど、意外と高カロリーなんです。だからドレッシングは、油の量を減らせる手作りがベスト（P84参照）なんです。

※フレンチドレッシングの値。サウザンアイランドドレッシング、ごまドレッシングはそれより高く、和風ドレッシングは低くなる。

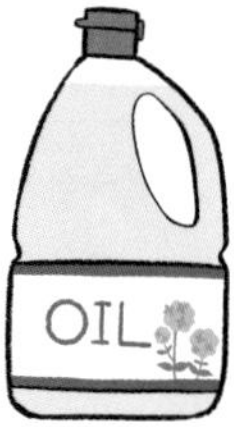

どんな油も1g 9 kcal

Any Oil

サラダ油やごま油、オリーブオイルのカロリーは1g＝9kcalです。そして、アマニ油やMCTオイルなどのオメガ3の油で、体にいいとされるものでも、1gのカロリーは同じです。太りにくい油、体にいい油、健康にいい油といわれているからといって、たくさんとっても平気と思うのは間違い！

小さじ1
＝36kcal（脂質4g）

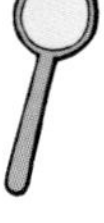

大さじ1
＝108kcal（脂質12g）

処方箋2

たんぱく質20gってどのくらい？

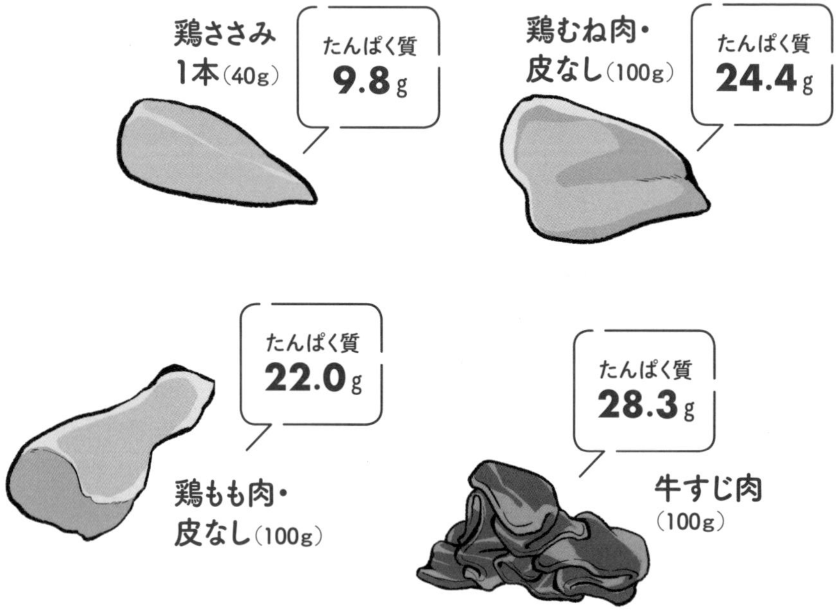

鶏ささみ
1本（40g）
たんぱく質
9.8g
鶏むね肉・
皮なし（100g）
たんぱく質
24.4g
たんぱく質
22.0g
鶏もも肉・
皮なし（100g）
たんぱく質
28.3g
牛すじ肉
（100g）

たんぱく質は筋肉を作るための原料。太りにくい体を作るためにはダイエット中でも筋肉をしっかり維持することが大切です。でも、ダイエット中は食事量が減り、たんぱく質が不足しがちになります。脂肪を燃やしてくれる筋肉がやせてしまうのです。

　理想的な摂取量は1日60g、できれば1食で約20g以上です。20gは食材の重さではないので間違えないようにしてくださいね！　たんぱく質をとることを意識すると脂質の摂取も増えがち。だからこそ、たんぱく質が多く、脂質の少ないデブ舌リセットメニューが活躍するのです。

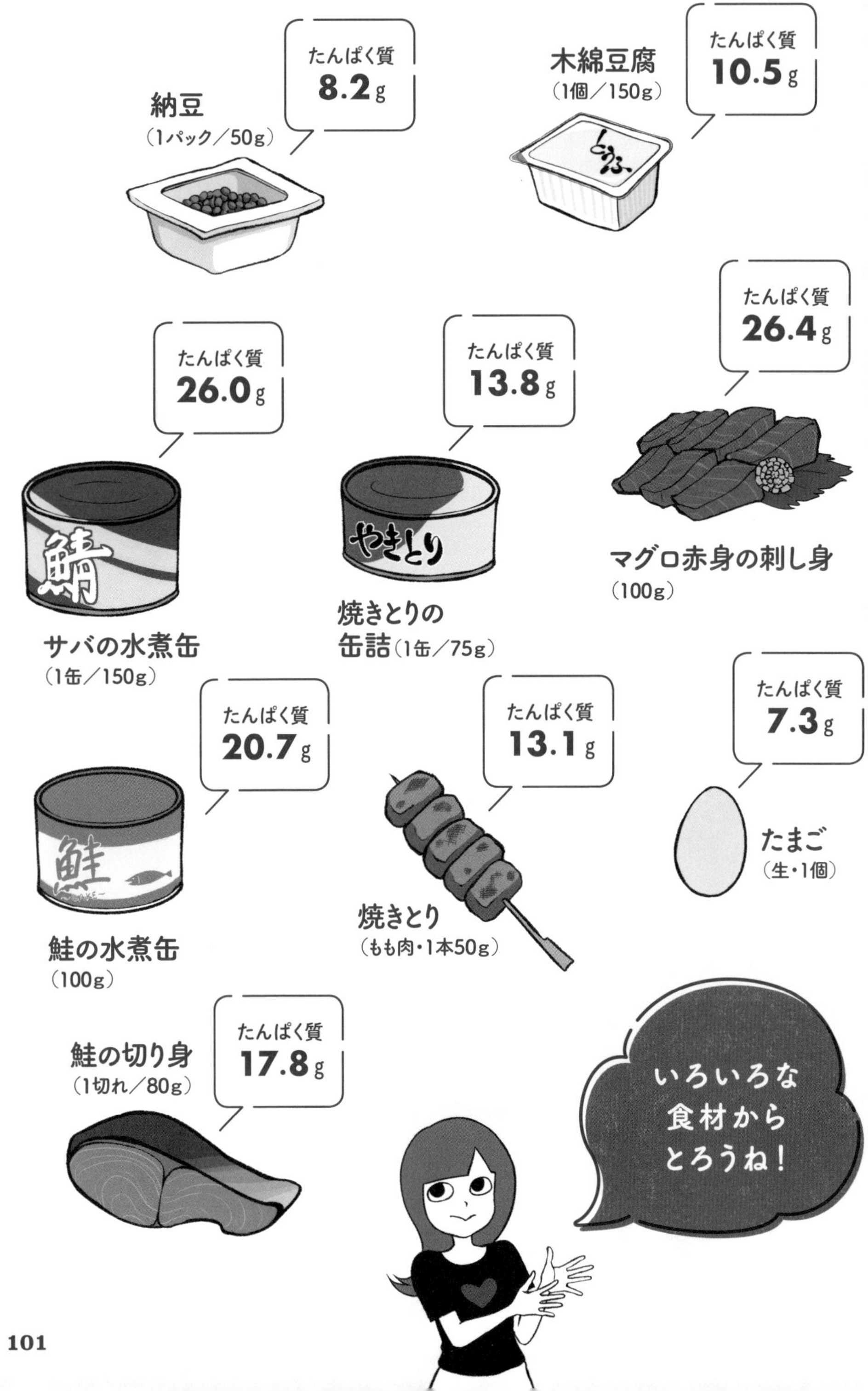
納豆
（1パック／50g）
たんぱく質 8.2g
木綿豆腐
（1個／150g）
たんぱく質 10.5g
とうふ
たんぱく質 26.0g
鯖
サバの水煮缶
（1缶／150g）
たんぱく質 13.8g
やきとり
焼きとりの缶詰（1缶／75g）
たんぱく質 26.4g
マグロ赤身の刺し身
（100g）
たんぱく質 20.7g
鮭
鮭の水煮缶
（100g）
たんぱく質 13.1g
焼きとり
（もも肉・1本50g）
たんぱく質 7.3g
たまご
（生・1個）
鮭の切り身
（1切れ／80g）
たんぱく質 17.8g
いろいろな食材からとろうね！

処方箋3

プロテイン活用法

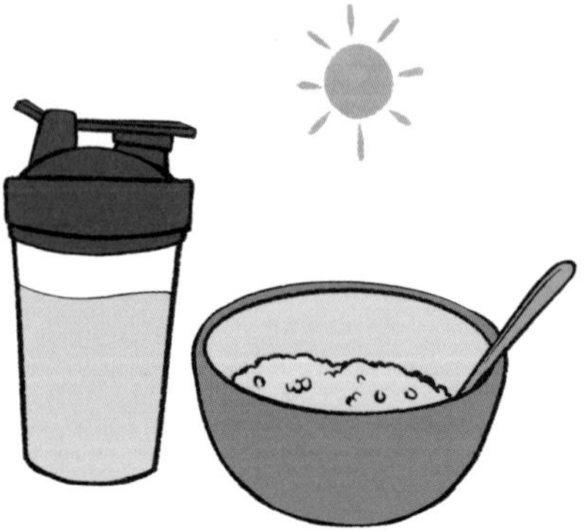

朝食をオートミールとプロテインで完了！

たまごやヨーグルトなどのたんぱく質がとれないときは、オートミール+プロテインドリンクで朝食を！

コンビニで買えるプロテインドリンク

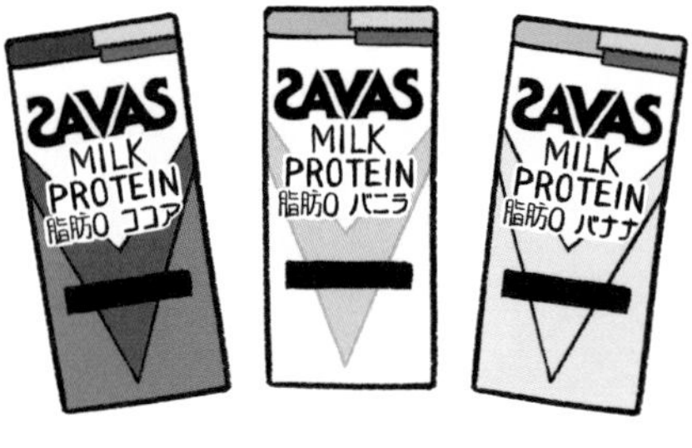

手軽にたんぱく質を補給できるプロテインドリンクは、コンビニでも販売されています。私がおやつ代わりによく買うのが、明治ザバスのミルクプロテイン。私のお気に入りはバナナ風味！

プロテインのいいところは、余計な脂質をとらずたんぱく質をとれるということ。

私は筋トレ後にプロテインを飲むことが多いのですが、運動習慣のない人でも、たんぱく質の不足を補うために活用していただきたいです。食欲がない人や朝忙しくて時間がない人は、プロテインだけでも飲んでください。朝にたんぱく質をとる人ととらない人を比べると、とったほうがたんぱく質を効率よく筋肉作りに使うことができます。

一般的にプロテインにはホエイ（乳清）とソイ（大豆）がありますが、どちらでもOK。

処方箋4

やせるドリンクの選び方

OKドリンク

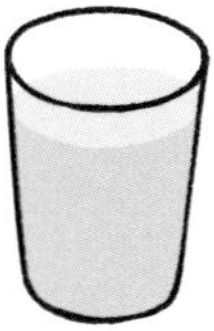

水

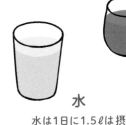

水は1日に1.5ℓは摂取しよう。血行がよくなり、老廃物も排出しやすくやせやすい体に。

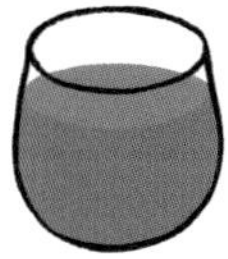

麦茶

カロリー&カフェインゼロ！　ミネラルも補給できる。

ブラックコーヒー

砂糖やミルクを加えないブラックは○。紅茶もノンシュガーならOK。

NGドリンク

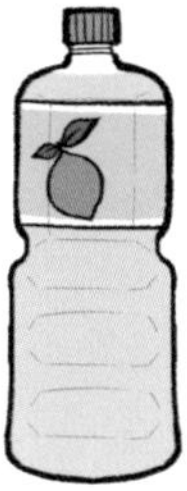

フレーバーウォーター

フレーバーウォーターは砂糖入りのものあり！　たくさんとれば太るのは当然です。

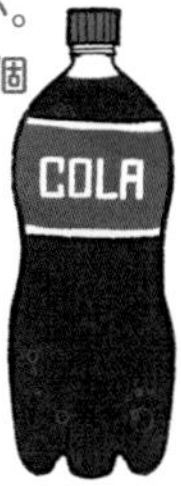

炭酸ジュース

甘味のある炭酸飲料には砂糖がいっぱい。500mℓに角砂糖19個分も入っている！

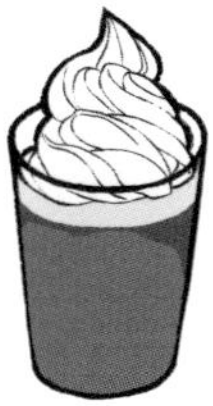

フローズンドリンク

フローズン部分にクリームがどっさりの人気のドリンク。糖質や脂質がたっぷりです。

デブ舌さんが気づかないうちにとっているのが、ジュースや炭酸飲料などのドリンクからのカロリーです。ドリンクはとったことが記憶から消えてしまいがちで盲点になります。

デブ舌リセット中は基本はお茶かお水を飲みますが、どうしても高カロリーのドリンクを飲みたくなったら、「食べもの」としてカウントして、その分食事を減らしましょう。

ダイエット中は、代謝のいい体を作るためにも水分をしっかりとることが肝心です。むくみ改善や便秘解消にもなります。1日1・5ℓはとるようにしましょう。

処方箋5

ダイエット後のご褒美おやつ

フルーツ

各フルーツとも、しっかりこれだけ食べてもそれぞれ150㎉以内です！

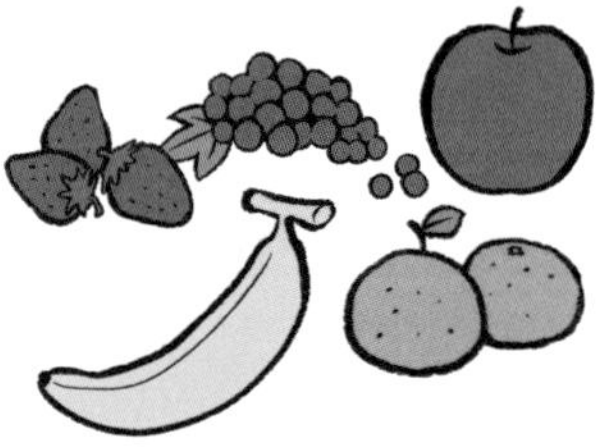

するめやあたりめ

低カロリーでたんぱく質を多く含み、噛み応えがあるので満腹感を得やすいのもいい！

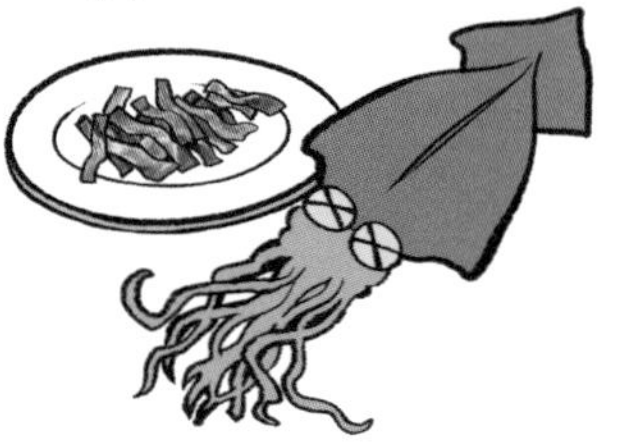

いちご大福・あずきバー

洋菓子よりカロリーが低い和菓子をチョイス。あんこは食物繊維もとれます。いちご大福は、シンプルな大福より低カロリー。アイスならカロリー低めのあずきバーはダイエットの強い味方です。

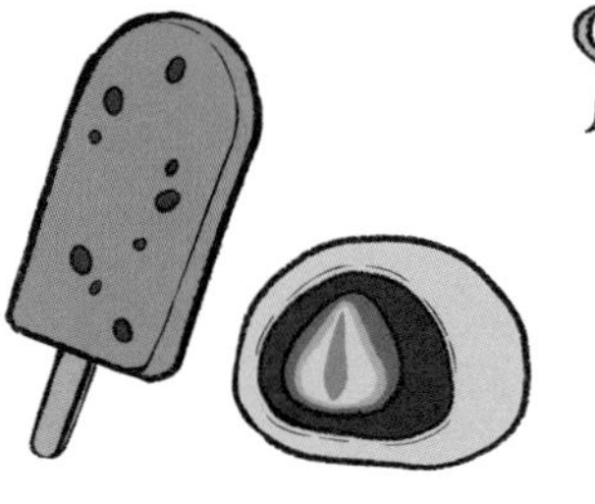

10日間のデブ舌リセット中は、おやつはなし！　大丈夫かな〜と不安になる人も。でも、ダイエット中に味覚が徐々に変わっていくので、甘いものを食べないとイライラする、ストレスを感じるといったことはなくなってくるはず。そして、おやつのことも頭からなくなる……これもデブ舌ダイエットの魅力のひとつです。

10日が終わったら、3時にとるおやつは150㎉までOK。でも、体に脂肪がたまりやすい寝る前に食べるのはダメ！　フルーツ、和菓子、ヨーグルトなどおいしくて体にいいおやつは意外にたくさんあるんですよ。

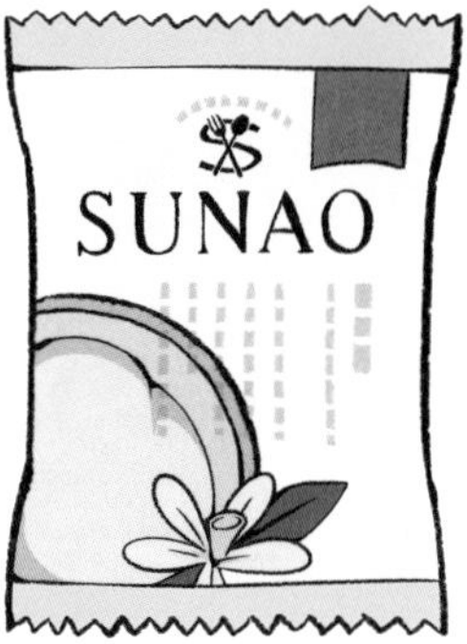

SUNAO アイス

江崎グリコのSUNAO（スナオ）は、糖質を抑えた食物繊維たっぷりのアイス。濃厚でしっかり甘味があるから満足度は高い！

オイコス ヨーグルトを アレンジしたアイス

オイコスヨーグルトを凍らせるだけで、ヘルシーアイスのできあがり！　トッピングしても楽しい。

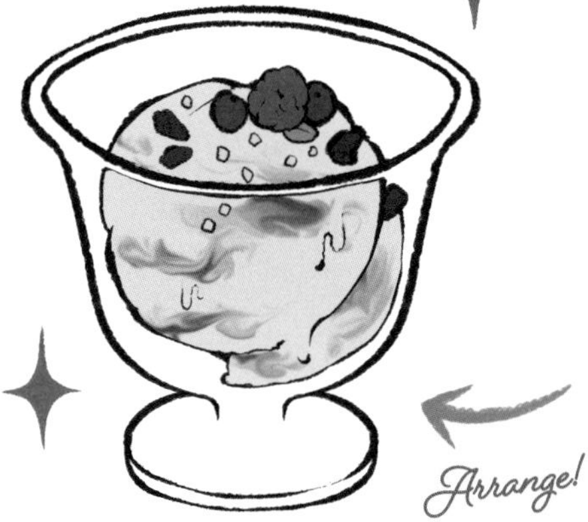

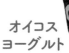

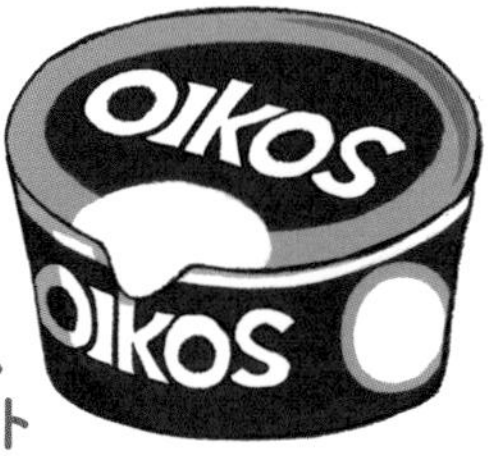

オイコス ヨーグルト

高たんぱく質&脂肪ゼロのダノンのオイコスヨーグルト。1カップ10gのたんぱく質がとれる！

プロテインバー

チョコ系、ウエハース系、グラノーラ系など種類もあり、お菓子感覚でとれる！　でも1本150kcalは超えるので、運動習慣のある人は、運動後にとるのがオススメ。私が好きなのはアサヒ・プロテインバーのヨーグルト味です。

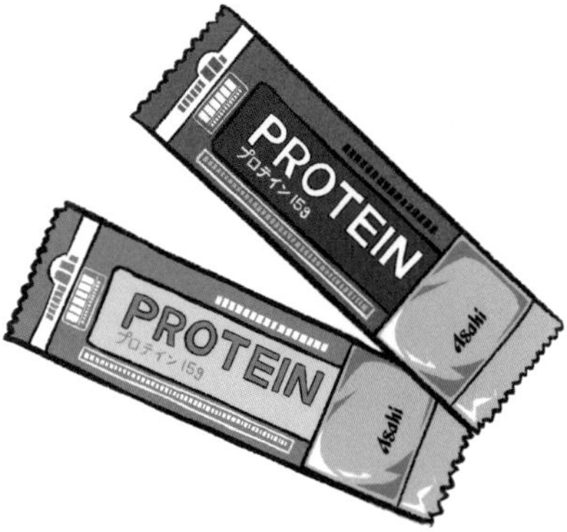

処方箋6

ダイエット中のお酒の飲み方

お酒を飲むときは横に水を置く

胃が満たされてお酒を飲むスピードが遅くなり、アルコールを分解しやすくなります。

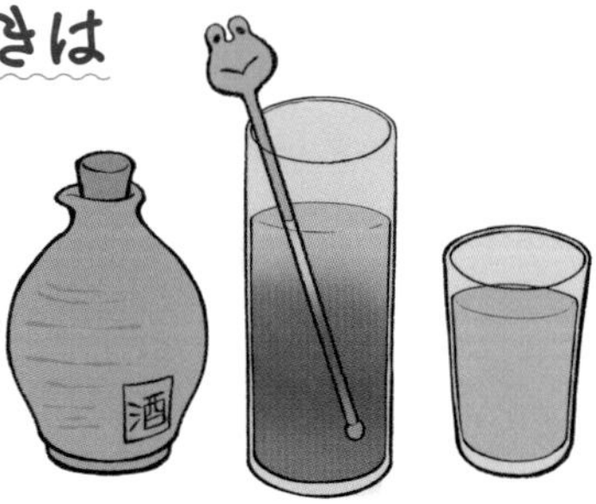

ハイボールを飲む

ベースとなるウイスキーに糖質が入っていないので、太りにくいお酒といえます。

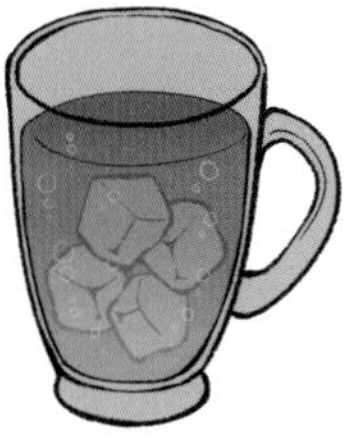

ビールに氷を入れる

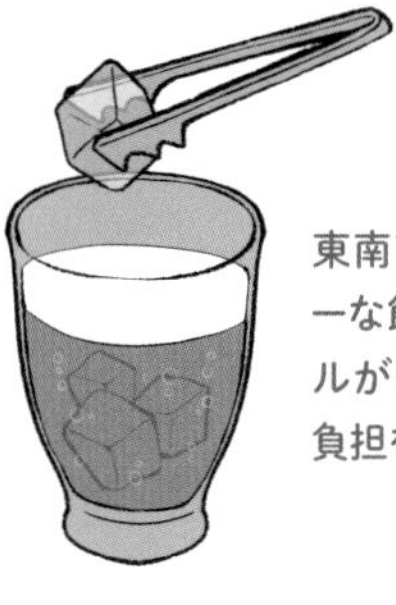

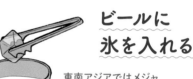

東南アジアではメジャーな飲み方。アルコールが薄まり、肝臓への負担を減らします。

ダイエット中は基本的にお酒は控えたほうがベターです。

どうしてか知っていますか？ 食事でとった脂肪は肝臓で代謝されるのですが、アルコールをとると肝臓は脂肪よりもアルコールの代謝を優先します。その結果、脂肪がどんどん蓄積されてしまうというわけなんです。

飲まないにこしたことはないのですが、お酒好きな人はまったく飲まないのもストレスになってしまうことも。その場合はノンアルコールビール1缶（350㎖）、もしくはハイボール1杯に。

処方箋7

外食のときはどうする？

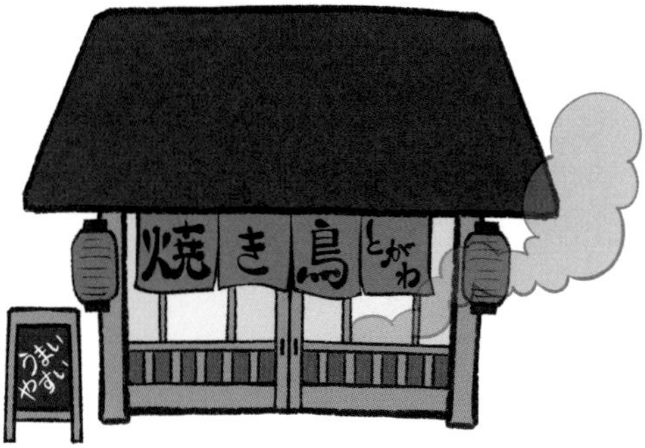

和食屋、居酒屋、焼きとり屋をチョイス

和食屋、居酒屋、焼きとり屋なら、たんぱく質の多いおつまみを単品で注文できるはず！

サラダをたのむときはドレッシングは別容器もしくはかけない

野菜サラダはOKだけど、ドレッシングやマヨネーズがすでにかかったものは×。別にしてもらって。

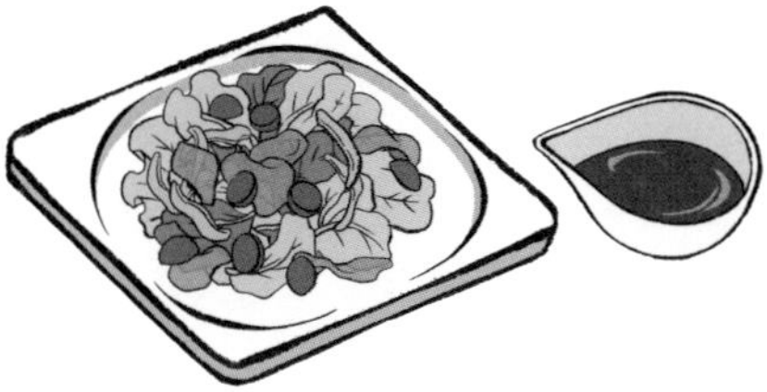

ダイエット中、どうしても外食せざるをえないときは？　そんなときはお店＆メニュー選びでうまく切り抜けたい！

オススメは居酒屋、焼きとり屋。定食屋でもいいのですが、冷奴や焼きとりなどたんぱく質源となる単品メニューをオーダーできるところが〇。炒めものや揚げものは避けて、蒸しものや焼きものを選びましょう。汁ものやサラダなどを先にとると食べすぎ防止になります。

麺類や丼ものは、糖質や脂質の量が多く食物繊維が少ないものがほとんど。ラーメンやパスタなど麺類や丼ものなどの1品料理は避けましょう。

教えて！愛ちゃん デブ舌リセットダイエット 初心者のための Q&A

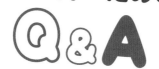

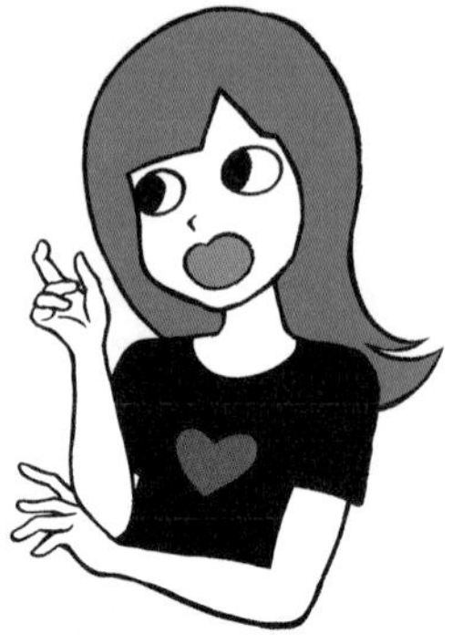

Q

生理中で体がツラい…ダイエットをやってもいいの？

A　やってもいいけど、栄養素で不調を軽減して

基本的にはやってもOK。冷え性の人は生理痛が重い傾向にあるので、血行をよくするビタミンEを多く含むアボカドやマグロをオススメします。イライラしてしまう人はマグネシウムをとるといいので、ミネラルを多く含むわかめやのりなどの海藻類をとりましょう。

Q

10日の途中で挫折して食べちゃった！

A　また翌日からリセットメニューに戻ればOK

食べちゃったからと、自暴自棄になるのはダメ！「食べすぎちゃったな」と冷静にとらえて、また翌日から淡々とリセットメニューに戻りましょう。例えば5日目に食べすぎたなら、翌日は5日目から再スタートしてOK。また1日目からにする必要はありません。

Q

量が足りなくて、どうしてもお腹が空いてしまう…

A　我慢するのではなく、量を増やして気持ちをラクに

我慢できないくらいお腹が空いてしまうという人は、朝のオートミールを40gに増やしたり、夕食のごはんを150gにしてみてください。プラスして食べてもいいんだと考えることでストレスが減ります。量になれてきたら少しずつ減らして。

朝食をどうしても食べられない、どうしたら？

A たんぱく質だけでもとりたい。コップ１杯のプロテインを

朝はたんぱく質だけでもとりたいもの。余計な栄養素をとらないようにプロテインをコップ１杯はとりましょう。たんぱく質量の目安は１食15 ～20gです。味もいろいろあるので好みのテイストでOK。

10日以上続けていいのですか？

A 目標体重まではごはん100ｇ！おかずは自分流にアレンジして

もちろん続けてかまいません。夕食のごはん100gはキープして、メインは自分流にアレンジして変えていきましょう。目標の体重になったらごはん150gに切り替えましょう。飲み会とか食事会などのご褒美デーは月２回まで。

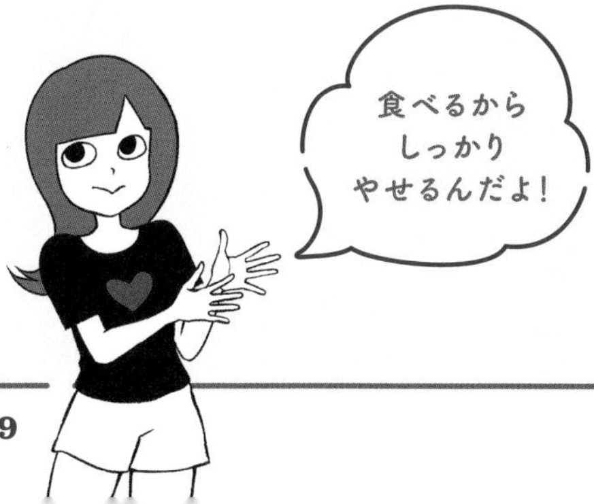

夏バテで食欲減退。しっかり食べられません

A たんぱく質不足が原因かも。食べやすい料理で筋肉をキープ

そう麺ばかり食べるなど、たんぱく質不足は夏バテの原因になります。しかも筋肉が落ちて、太りやすくなってしまいます。デブ舌リセットメニューはさっぱりしていて夏バテでも食べやすいものばかりです。特にサーモン茶漬けやマグロユッケ丼はオススメ！

野菜嫌いです。無理して食べないとダメ？

A 無理しないでOK！代わりにきのこ類をとって

嫌いな野菜は無理して食べる必要はありません。カロリーがほとんどなく、食物繊維やビタミンがとれるきのこ類で代用しましょう。本書で紹介するメニューに登場する野菜は、食べられる野菜やきのこに替えてOKです。

Q 毎日体重を計測。なかなか落ちず、やる気がなくなります。

A 凹まない体重計測法は3日に1度、トイレ後に計測

1日何度も体重計にのっていませんか？　体重はすぐに減るわけではありません。体重にしばられすぎると気持ちが凹んでダイエットは続かなくなります。体重は3日に1度、朝起きて、トイレに行った後に計測すればOK。

Q 夜勤なのですが、どう取り組めばいいですか？

A 1日3食食べるのは同じ起きて最初の食事を朝食に

夜勤の場合、起きる時間が朝とは限りません。起きて最初の食事が朝食と考え、本書で紹介した内容の食事でダイエットを進めてください。ただし夜勤の場合、調理ができないという人が多いはず。夕食のメニューに関しては、昼食で紹介したコンビニフードを活用して、ごはん+たんぱく質フードをとります。

Q 麺好きです。コンビニの糖質ゼロ麺は食べていいの？

A 食べてもいいけどおにぎりと組み合わせて

糖質ゼロ麺やこんにゃく麺はダイエッターに人気ですが、やはり糖質はしっかりとりたいのでおにぎりを組み合わせましょう。また、たんぱく質源の豆腐そう麺も今はコンビニでも買えるので上手に取り入れてみるといいですね。

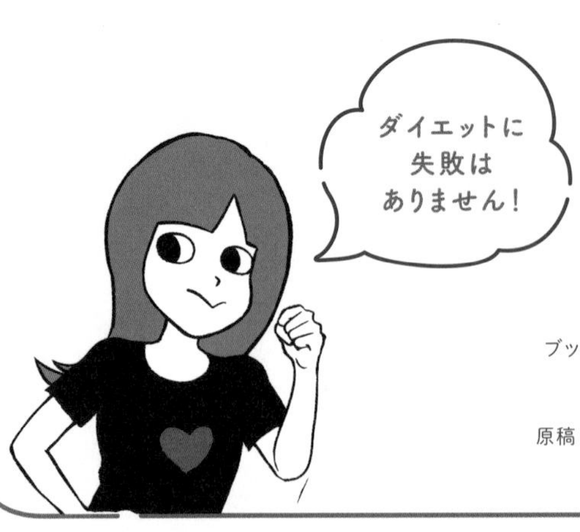

ブックデザイン　東京100ミリバールスタジオ
栄養計算　スタジオ食（くう）徳丸美沙
DTP　東京カラーフォト・プロセス株式会社
原稿・編集協力　和田方子
編集　間有希

おわりに

本書をご愛読いただき、ありがとうございました。

やっと、やっと！　念願の、ダイエットレシピの本をだすことができました。

ずいぶん前から、ファンの皆様から「レシピ本だしてください！」と、
リクエストをいただいていたのですが、
今回やっと、形にすることができました。

今作は、私のメソッドのほかに、編集担当の方たちのアイデアも
たくさん取り入れているので、万人に効果のある、
最強で最高の一冊になったと思います。

「ダイエットしたいけれど、何を食べればいいかわからない」
「断食ダイエットをやったことあるけど、結局リバウンドした」
「ただやせるのではなく、健康的にやせてきれいになりたい」

そんな人たちを救うために、この本は生まれました。

私も昔は、食生活がいい加減だったので、
プヨプヨとしたぽっちゃり体型でした。

そんな私だからこそ、ダイエットに苦しむ人たちの気持ちが、
痛いほど理解できるんです。

やせようとするたびに、失敗して、傷ついてしまった人。
この本を信じて、もう一度、頑張ってみませんか。

とがわ愛

著者・イラスト

とがわ愛（とがわ・あい）

1993年生まれ。タイと日本人のダブル。D-Mark(株)代表取締役。エクササイズライター。イラストレーター。運動嫌いのインドア派だったが、筋トレに目覚め、5ヶ月で10キロのダイエットに成功。体の仕組みについて研究し、トレーニングだけでなく、食事や生活習慣など、美しいボディラインを作るためのメソッドを発信している。著書『はじめてのやせ筋トレ』『やせ筋トレ 姿勢リセット』ほかDVD付書籍など(いずれもKADOKAWA)は累計70万部超えの大ヒットに。

Twitter @togawa_ai

監修

イシハラクリニック副院長

石原新菜（いしはら・にいな）

1980年生まれ。2006年帝京大学医学部卒。同大学病院で2年間の研修医を経て、父・石原結實のクリニックでおもに漢方医学、自然療法、食事療法により、種々の病気の治療にあたる。わかりやすい医学解説と、親しみやすい人柄で、各メディアで幅広く活躍中。著書に『病気にならない 蒸しショウガ健康法』(アスコム)『やせる、不調が消える 読む冷えとり』(主婦の友社)など多数。

10《とお》日《か》間《かん》マネするだけ!
デブ舌《じた》リセットダイエット

2021年11月18日　初版発行

著者・イラスト　とがわ 愛《あい》

監　修　石《いし》原《はら》新《にい》菜《な》（イシハラクリニック副院長《ふくいんちょう》）

発行者　青柳 昌行

発　行　株式会社KADOKAWA

〒102-8177　東京都千代田区富士見2-13-3

電話　0570-002-301（ナビダイヤル）

印刷所　凸版印刷株式会社

●お問い合わせ

https://www.kadokawa.co.jp/（「お問い合わせ」へお進みください）

※内容によっては、お答えできない場合があります。

※サポートは日本国内のみとさせていただきます。

※Japanese text only

定価はカバーに表示してあります。

ISBN978-4-04-897134-8 C0077